Mabeya Hillary Mirera

Barreiras que afectam o acesso ao tratamento da fístula obstétrica no Quénia

Mabeya Hillary Mirera

Barreiras que afectam o acesso ao tratamento da fístula obstétrica no Quénia

ScienciaScripts

Imprint
Any brand names and product names mentioned in this book are subject to trademark, brand or patent protection and are trademarks or registered trademarks of their respective holders. The use of brand names, product names, common names, trade names, product descriptions etc. even without a particular marking in this work is in no way to be construed to mean that such names may be regarded as unrestricted in respect of trademark and brand protection legislation and could thus be used by anyone.

Cover image: www.ingimage.com

This book is a translation from the original published under ISBN 978-620-2-07187-1.

Publisher:
Sciencia Scripts
is a trademark of
Dodo Books Indian Ocean Ltd. and OmniScriptum S.R.L publishing group

120 High Road, East Finchley, London, N2 9ED, United Kingdom
Str. Armeneasca 28/1, office 1, Chisinau MD-2012, Republic of Moldova, Europe
Printed at: see last page
ISBN: 978-620-8-27853-3

Índice

CAPÍTULO 1

INTRODUÇÃO

1.1 Antecedentes do estudo

A fístula obstétrica é uma condição associada ao parto, atualmente comum em países de baixo rendimento, como consequência de um parto obstruído, em que se forma um orifício entre a vagina e o reto, ou a vagina e a bexiga, através do qual as fezes ou a urina extravasam, conduzindo a estigma social, negligência e vergonha para a vítima. A fístula obstétrica refere-se especificamente a uma fístula causada pelo processo de parto ou pela sua gestão (Lewis e De Bemis, 2006). A fístula é uma rutura das barreiras entre o trato genital, o trato urinário e/ou a parede rectal. Nos países de baixo rendimento, a maioria das fístulas são urogenitais, entre a vagina e o trato urinário (Hancock, 2009). No parto prolongado e obstruído, quando a mãe não recebeu cuidados ginecológicos, a cabeça do bebé fica presa na vagina durante longos períodos de tempo, exercendo assim uma pressão extrema sobre a bexiga ou o reto e apertando-os contra o osso pélvico. Isto pode causar a morte dos tecidos (necrose). O tecido morto acaba por cair, deixando um orifício de ligação entre a vagina e a uretra ou o reto (tecnicamente designado por fístula), através do qual a urina e as fezes saem incontrolavelmente (Goh e Krause, 2004). Nestas situações de parto obstruído, o bebé morre frequentemente; por isso, para além de ficar incontinente de urina e/ou fezes, a mulher tem de lidar com o estigma social e o abandono, bem como com a tristeza de perder o bebé (Wall et al., 2005). O abandono e o estigma são o resultado direto do cheiro perpétuo de urina e/ou fezes, que mantém o cônjuge, a família e os amigos afastados, obrigando-a a viver num estado de humilhação constante (Goh e Krause, 2004).

De facto, a Organização Mundial de Saúde (OMS, 2006) declarou que a fístula é a morbilidade mais devastadora relacionada com o parto negligenciado (Abou Zahr, 2003). Nos casos de partos que conduzem a fístulas obstétricas, a taxa de mortalidade infantil varia entre 85% e 100%, o que significa que a maior parte das vítimas de fístula obstétrica está também a sofrer a perda de um filho, acrescentando encargos psicológicos aos encargos físicos e sociais que estas mulheres já têm de suportar.

thA fístula obstétrica não é uma prioridade na agenda global de saúde, porque foi erradicada do mundo desenvolvido durante pelo menos um século, como explicam Wall et al., (2005), que afirmam que o último hospital especializado em fístula nos Estados Unidos - em Nova Iorque - foi encerrado permanentemente no início do século XX. Isto foi uma consequência direta de cuidados obstétricos melhorados e amplamente disponíveis (Ijaiya, 2004). No entanto, como a África Subsariana ainda não atingiu esses níveis de qualidade e quantidade de cuidados obstétricos, esta parte do mundo ainda tem um elevado número de casos de fístula não tratados, o que leva muitas mulheres e raparigas a passarem por uma vergonha e um sofrimento incríveis devido a uma doença que pode ser evitada e tratada, e não há pessoal especializado ou hospitais especializados em número suficiente para prestar os cuidados de que necessitam (Abou Zahr, 2003).

Apesar de a fístula obstétrica ser evitável e tratável, há uma série de atrasos que as mulheres em países de baixo rendimento sofrem na procura de reparação, incluindo as mulheres na África Subsariana, devido a factores que incluem a informação adequada e a sensibilização para a sua condição, a disponibilidade de opções de tratamento, os requisitos de recursos para a obtenção de cuidados, a falta de cirurgiões de fístula qualificados e os longos tempos de espera nos hospitais (Mukisa e Cole, 2013). De acordo com o Fundo das Nações Unidas para a População (FNUAP, 2012), entre 50.000 e 100.000 mulheres em todo o mundo são afectadas anualmente pela fístula, sendo a África Subsariana a maior parte destes casos, devido à falta de cuidados de saúde de qualidade, como já foi referido. Por exemplo, na Etiópia, há mais de 8.000 novos casos de fístula todos os anos (OMS, 2006), e a taxa de prevalência da fístula na África Subsariana, de acordo com estudos baseados em hospitais, varia entre 0,5 e 3,5 casos por 1000 partos (Ijaiya, 2004).

No âmbito dos Objectivos de Desenvolvimento do Milénio (ODM) e dos Objectivos de Desenvolvimento Sustentável (ODS), propostos mais recentemente, a mortalidade e a saúde maternas foram identificadas como prioridades em matéria de cuidados de saúde. No entanto, a fístula obstétrica continua a ser uma questão negligenciada na política de saúde internacional. Os números globais relativos à prevalência da fístula apontam para cerca de 2 milhões de mulheres que vivem anualmente com fístulas não tratadas, com uma taxa de incidência de 1 a 2 por 1000 partos (Wall, 2006). O Quénia calcula que há 3.000 novos casos de fístula todos os anos, mas que apenas 7,5% são notificados e tratados (Ministério da Saúde

e UNFPA Quénia, 2004). A Tanzânia tem uma taxa de prevalência de fístula estimada semelhante, com entre 2500 e 3000 ocorrências de fístula por ano (Raassen, 2006).

Embora a fístula obstétrica possa ser prevenida e tratada, ainda existem várias barreiras ao tratamento. De acordo com Furqan et al., (2012), estas barreiras são obstáculos, geralmente dentro de um contexto cultural, que impedem a capacidade das pessoas doentes de aceder a cuidados de saúde competentes. As barreiras incluem, mas não se limitam a, problemas de atitude (dos doentes, das comunidades e do pessoal de saúde), falta de fundos, ausência de apoio social, falta de transporte, estigma e desigualdades sociais.

Em particular, a barreira causada pela falta de acesso a cuidados de saúde competentes manifesta-se de forma mais evidente em caso de parto obstruído. O procedimento mais comum para lidar com um parto complicado ou obstruído é o obstetra realizar uma cesariana (cesariana), na qual o bebé nasce cirurgicamente através de uma incisão feita no abdómen da mulher. No entanto, quando a mãe não tem acesso a uma cesariana, devido a uma ou mais das barreiras acima mencionadas, é provável que o parto obstruído conduza a uma fístula. A prevalência da fístula obstétrica nos países de baixo rendimento é ainda mais exacerbada pela tendência das raparigas para se casarem e terem filhos numa idade precoce. Estas gravidezes precoces contribuem para taxas mais elevadas de fístula, uma vez que as raparigas adolescentes têm pélvis de pequena largura e, por isso, têm maior desproporção céfalo-pélvica (a diferença de tamanho entre a cabeça do bebé e a pélvis da mãe). Embora a obstrução do trabalho de parto, mesmo que por um dia, possa ter efeitos adversos na mãe e no bebé, há casos de mães adolescentes que estiveram em trabalho de parto até cinco dias sem assistência médica, altura em que a mãe sofreu necrose dos tecidos e fístula, e o bebé morreu (Meyer et al., 2007). Em muitos destes casos, como será discutido noutro ponto deste estudo, a família da mulher demora a agir porque acredita que a gravidez e o parto são normais e, por isso, não precisam de ser realizados numa unidade de saúde. Por outro lado, a família da mulher pode não ter meios para a transportar para o hospital e muito menos para pagar as despesas médicas.

Uma fístula é referida como vesico-vaginal se estiver entre a vagina e a bexiga da mulher, e reto-vaginal se estiver entre a vagina e o reto. Uma mulher que sofra destas fístulas pode perder o controlo da micção (vesico-vaginal) ou dos movimentos intestinais (reto-vaginal), o que a torna permanentemente incontinente, a não ser que a fístula seja reparada

cirurgicamente. Infelizmente, há muitas mulheres, especialmente em zonas rurais pobres, que podem nem sequer saber que podem receber um tratamento bem sucedido, ou que podem saber mas não têm acesso a instalações médicas ou aos fundos necessários para o pagar (Kowalewski *et al.*, 2002).

Apesar destes desafios, a maioria das fístulas pode ser reparada cirurgicamente, mesmo que tenham ocorrido vários anos antes. A reparação de uma fístula custa entre 100 e 400 dólares (10.000 a 40.000 KES), mas estes valores podem estar muito para além do alcance da maioria das doentes com fístula. De facto, muitas mulheres sofrem de trabalho de parto obstruído - e depois de fístula - em primeiro lugar, precisamente porque não conseguem sequer pagar as contas do hospital (OMS, 2006). Apesar do custo, a reparação correta da fístula tem uma taxa de sucesso superior a 90%, permitindo mesmo que as mulheres tenham mais filhos. Para além do custo da cirurgia, outros custos decorrem dos cuidados pós-operatórios meticulosos, durante pelo menos 10-14 dias, que são necessários para prevenir a infeção, para evitar o bloqueio do cateter e para permitir que o local da operação cicatrize sem quebras. Durante o processo de cicatrização, são prestados aconselhamento e educação para reconstruir a autoestima da mulher e ajudá-la a readaptar-se à vida comunitária após a alta (Hilton e Ward, 1998).

1.2 Declaração do problema

A fístula obstétrica é uma condição humilhante que afecta as mulheres que não têm acesso a cuidados obstétricos de emergência de qualidade. Nos países desenvolvidos, a fístula foi efetivamente erradicada, devido ao amplo acesso a instalações médicas. Em contextos de baixos rendimentos, como no Quénia, a fístula continua a ser um problema persistente, apesar dos esforços das autoridades e das partes interessadas nos cuidados de saúde para a prevenir e tratar. Para além de atribuir a prevalência da fístula no Quénia ao subdesenvolvimento, esta situação levanta a questão das barreiras que podem estar a impedir as mulheres de aceder ao tratamento da fístula.

Embora o número de instalações de saúde e de pessoal que pode tratar a fístula no Quénia seja inferior ao ideal (Ministério da Saúde e UNFPA Quénia, 2004), o tratamento da fístula pode ser acedido em muitas partes do país. O facto de ainda existirem mulheres que vivem com esta condição humilhante, mas tratável, sugere que existem factores que impedem

as mulheres de aceder ao tratamento (barreiras). Estas barreiras propostas apresentam o problema que o presente estudo pretende abordar, e são, nomeadamente, caraterísticas demográficas, informação e sensibilização, factores psicológicos, factores físicos e geográficos, factores socioeconómicos e culturais, e a adequação das instalações de tratamento.

Ao estudar o impacto que estes factores hipotéticos têm no acesso das mulheres ao tratamento da fístula obstétrica, este estudo procurará possíveis soluções para o problema contínuo da fístula não tratada. Para além disso, as soluções propostas irão incorporar conhecimentos sobre os factores que causam a fístula em primeiro lugar. Ao utilizar esta abordagem dupla, o estudo identificará as barreiras que afectam o acesso das mulheres ao tratamento da fístula obstétrica e proporá intervenções que ultrapassarão o problema. Além disso, este estudo contribuirá para o crescente corpo de literatura sobre o tratamento da fístula, particularmente no contexto queniano, o que ajudará no desenvolvimento de soluções práticas a longo prazo para a fístula, para que eventualmente possa ser erradicada, tal como tem sido feito em países economicamente mais avançados.

1.3 Questões de investigação

O estudo foi orientado pelas seguintes questões de investigação:

1. Quais são as caraterísticas demográficas das mulheres que procuram acesso ao tratamento da fístula obstétrica nos hospitais.
2. Como é que a informação e o conhecimento que as doentes com fístula obstétrica têm do seu estado afectam o seu potencial de tratamento nos hospitais?
3. Quais são as barreiras psicológicas que as doentes com fístula enfrentam quando procuram tratamento nos hospitais?
4. Como é que as barreiras físicas e geográficas afectam as doentes com fístula quando procuram tratamento nos hospitais?
5. Quais são as barreiras socioeconómicas e culturais que afectam as doentes com fístula obstétrica quando procuram tratamento nos hospitais?
6. Em que medida é que a escassez de instalações (pessoal formado e equipamento) afecta o acesso das mulheres ao tratamento da fístula obstétrica nos hospitais

1.4 Objetivo geral

O objetivo deste estudo foi identificar e compreender as barreiras que afectam o acesso das mulheres ao tratamento da fístula obstétrica na parte ocidental do Quénia.

1.5 Objectivos específicos

1. Determinar as caraterísticas demográficas das mulheres que procuram acesso ao tratamento da fístula obstétrica nos hospitais.
2. Avaliar a informação e o conhecimento das pacientes com fístula obstétrica sobre a sua condição e o potencial de tratamento nos hospitais
3. Avaliar a barreira psicológica que os doentes com fístula enfrentam quando procuram tratamento nos hospitais
4. Avaliar as barreiras físicas e geográficas que os doentes com fístula enfrentam quando procuram tratamento nos hospitais
5. Determinar as barreiras socioeconómicas e culturais que as doentes com fístula obstétrica enfrentam quando procuram tratamento nos hospitais
6. Investigar a influência da escassez de instalações (pessoal formado e equipamento) no acesso das mulheres ao tratamento da fístula obstétrica nos hospitais.

1.6 Hipóteses de investigação

Para responder aos objectivos acima referidos, foram testadas as seguintes hipóteses:

Hoi: Não existe uma relação significativa entre as caraterísticas demográficas das mulheres e o acesso ao tratamento da fístula obstétrica

H02: Não existe uma relação significativa entre a informação das pacientes com fístula obstétrica, o conhecimento do seu estado e o potencial de tratamento nos hospitais

H03: Não existe uma relação significativa entre as barreiras psicológicas que as doentes com fístula enfrentam e a procura de tratamento nos hospitais

H04: Não existe uma relação significativa entre as barreiras físicas e geográficas enfrentadas pelas doentes com fístula e a procura de tratamento nos hospitais

H05: Não existe uma relação significativa entre as barreiras socioeconómicas e culturais que as doentes com fístula enfrentam e a procura de tratamento para a fístula obstétrica nos hospitais

Hoe: Não existe uma relação significativa entre a escassez de instalações (pessoal formado e equipamento) e o acesso das mulheres ao tratamento da fístula obstétrica nos hospitais.

1.7 Importância do estudo

Este estudo tem como objetivo identificar e compreender os atrasos na receção do tratamento e as barreiras correspondentes ao acesso ao tratamento da fístula, documentar as intervenções que ajudam a ultrapassar as barreiras e especificar as lacunas na literatura que exigem mais investigação. Os resultados da investigação também podem ser utilizados como referência para outros estudos que possam ser efectuados no futuro. Além disso, não existem, de um modo geral, normas e diretrizes locais ou internacionais universalmente aceites para a prestação de cuidados a doentes com fístula, sendo poucos os ensaios clínicos realizados para produzir provas. Estas lacunas de conhecimento exigem investigação sobre os cuidados a prestar aos doentes com fístula, desde a prevenção, ao tratamento e à reintegração na sociedade. As conclusões deste estudo terão implicações práticas, políticas e de investigação no que respeita à prevenção e ao tratamento da fístula no Quénia e a nível mundial. Os resultados abordarão a lacuna de conhecimentos na compreensão das mulheres em risco de fístula na parte ocidental do Quénia e o impacto da fístula na vida das mulheres e dos seus cônjuges.

Este estudo centra-se em seis lacunas de informação relativas à prevenção e tratamento da fístula num país em desenvolvimento. As lacunas investigadas são: caraterísticas demográficas das pacientes com fístula, informação e sensibilização das pacientes com fístula obstétrica sobre a sua condição, barreiras psicológicas que as pacientes com fístula enfrentam quando procuram tratamento, barreiras de transporte e distância (geográficas) que as pacientes com fístula enfrentam quando procuram tratamento, barreiras socioeconómicas e culturais que as pacientes com fístula enfrentam quando procuram tratamento e a influência da adequação das instalações no acesso das mulheres ao tratamento da fístula obstétrica. Os resultados deste estudo informarão a política de saúde pública reprodutiva sobre as questões orientadas para o cliente da fístula e culturalmente sensíveis que podem ajudar a conceber programas de intervenção para a prevenção da fístula, reabilitação e reintegração das mulheres afectadas na sociedade.

1.8 Âmbito e limitações do estudo

1.8.1 Âmbito do estudo

Esta investigação visa identificar e compreender as barreiras que afectam o acesso das mulheres à reparação da fístula. Esta investigação restringiu-se às mulheres com fístula que acedem ao tratamento da fístula em hospitais da parte ocidental do Quénia. O estudo também se centrou na recolha das recomendações das mulheres que acedem à reparação da fístula, no que diz respeito às barreiras que afectam o seu acesso ao tratamento da fístula e ao grau de apoio necessário para ultrapassar essas barreiras.

1.8.2 Limitações do estudo

Vários dos estudos de intervenções enfrentaram limitações de conceção, levantando questões sobre se os resultados observados eram ou não verdadeiramente o resultado da sua intervenção ou devido a outros factores. Também foi difícil verificar, a partir das descrições publicadas sobre a forma como as intervenções foram implementadas, se as suas populações-alvo eram realmente mulheres incapazes de aceder ao tratamento na ausência dessas intervenções

A pesquisa bibliográfica encontrou poucos estudos capazes de estabelecer plausivelmente a causalidade; muitos estudos não foram capazes de estabelecer a temporalidade entre os factores identificados como barreiras e a incapacidade de aceder aos cuidados, e entre as intervenções e os resultados relatados. Além disso, muitos dos estudos observacionais e das entrevistas efectuadas neste estudo foram realizados em unidades de saúde. Embora estes estudos apresentem alguma informação valiosa, as suas populações de interesse eram mulheres que já se apresentavam para receber tratamento para a fístula. Embora possa ser benéfico determinar quais as barreiras que dificultaram o acesso dessas mulheres aos cuidados de saúde, elas acabaram por conseguir aceder ao tratamento.

Devido à limitação de tempo e de recursos, não foram exploradas as barreiras ao planeamento familiar e aos cuidados pós-natais, que são também uma componente da maternidade segura. Além disso, a confidencialidade nas discussões dos grupos de discussão não pode ser garantida; no entanto, a confiança partilhada nos grupos foi respeitada. Este estudo foi pequeno, com a intenção de identificar e compreender as barreiras que afectam o acesso das mulheres à reparação da fístula. Esta investigação restringiu-se às mulheres com fístula que acedem ao tratamento da fístula em hospitais da parte ocidental do Quénia. Por conseguinte, as conclusões deste estudo não podem ser generalizadas a uma população mais alargada.

O pequeno número de participantes e o foco geográfico específico deste estudo limitam a generalização destes resultados. No entanto, este estudo identificou temas que são altamente relevantes para a região e população-alvo, com uma boa probabilidade de as recomendações serem válidas para outras regiões com caraterísticas demográficas e provisórias semelhantes.

Além disso, este estudo centrou-se especificamente nas perspectivas dos profissionais de saúde e das doentes com fístula, pelo que a nossa análise se centra nas limitações dos sistemas que estão diretamente sob o controlo destes profissionais de saúde e das doentes com fístula. São necessários mais estudos para compreender plenamente as perspectivas dos intervenientes sobre as barreiras que afectam o acesso das mulheres à reparação da fístula, bem como os factores a nível comunitário e individual que também influenciam como e quando as mulheres acedem à reparação da fístula.

Além disso, apesar de a nossa componente quantitativa ter sido mais elaborada na conceção do pré-planeamento, especialmente no que diz respeito às medidas de tempo, produziu resultados bastante escassos na conclusão do projeto devido à deficiente comunicação de dados nas unidades de saúde. Isto pode ser visto como uma limitação do estudo, porque se pode argumentar que não acrescentou muito ao projeto de investigação global, e a sua escassez talvez tenha impedido uma maior profundidade e compreensão do nosso estudo qualitativo; outros podem ainda argumentar que deve ser totalmente excluído. Embora reconheçamos estas limitações, optámos por incluir os resultados dos nossos dados quantitativos (embora escassos) no nosso relatório para realçar a prevalência de condições médicas obstétricas cujos resultados estão intimamente ligados a barreiras socioeconómicas

na parte ocidental do Quénia, para reforçar os pontos amplamente discutidos na componente qualitativa. Além disso, optámos por mostrar e sublinhar a escassez de dados quantitativos para ilustrar a lacuna preocupante na monitorização e gestão de dados na zona ocidental do Quénia e a forma como isso pode pôr em causa o trabalho de melhoria da qualidade baseado em provas.

1. 9 Definições operacionais dos termos

Seguem-se as definições operacionais dos termos pertinentes para este estudo

Qualquer incontinência (pós-reparação): Qualquer fuga após a reparação da fístula, independentemente do estado de encerramento, e inclui todos os doentes com fugas devidas à rutura da fístula e à incontinência uretral residual

Consequências da fístula obstétrica: define-se como o efeito médico do impacto da fístula obstétrica nas mulheres afectadas pela doença, medido em termos de incontinência de urina, fezes, pé caído, irritação crónica da pele, pedra na bexiga, estenose vaginal, infertilidade secundária

Alta precoce Alta de mulheres com um cateter de Foley no terceiro ao quinto dia de pós-operatório após a reparação da fístula.

Fístula Ligação anormal entre duas superfícies epiteliais

Fístula iatrogénica Fístula causada involuntariamente por um profissional de saúde durante uma cirurgia

Alta tardia - Alta das mulheres no 14º dia de pós-operatório após a reparação da fístula.

Fístula obstétrica Uma fístula resultante do processo de parto ou quando não estão disponíveis cuidados médicos adequados. Para este estudo, refere-se a fístulas urogenitais e rectovaginais após o parto

Fístula Reto Vaginal - É a existência de uma abertura anormal entre o reto e a vagina

Reparação deficiente O orifício da fístula foi reparado de forma estanque, sem fugas no terceiro dia de pós-operatório, e começa a apresentar fugas ao longo da linha de sutura, confirmadas por um teste de coloração positivo, e continua a apresentar fugas 12 semanas após a cirurgia

Incontinência uretral residual Qualquer grau de fuga involuntária através da uretra

após o encerramento bem sucedido da fístula

Caraterísticas sociodemográficas - são as caraterísticas que podem influenciar a procura de cuidados de saúde, como o género, a literacia, a educação, o rendimento regular e a idade.

Fecho bem sucedido Orifício da fístula reparado de forma estanque, sem fugas ao longo da linha de sutura, confirmado por um teste de coloração negativo, e permanece fechado 12 semanas após a cirurgia

Fístula urogenital Trata-se de uma abertura anormal na parede do trato urinário que liga ao trato genital. O trato urinário: ureter, bexiga urinária e uretra, enquanto o trato genital significa o útero, o colo do útero e a vagina

Fístula Vesico Vaginal - É a ocorrência de uma abertura anormal entre a bexiga ou a uretra e a vagina.

CAPÍTULO 2

REVISÃO DA LITERATURA

2.0 Introdução

A revisão da literatura é uma apresentação escrita organizada publicada sobre o tema por outros académicos e inclui uma apresentação da investigação realizada na área de estudo selecionada (Bum e Grove, 2009). O objetivo geral de uma revisão da literatura é transmitir ao leitor o que se sabe atualmente sobre o tópico de interesse (Bum e Grove, 2009). O objetivo do estudo era identificar e compreender as barreiras que afectam o acesso das mulheres ao tratamento da fístula obstétrica na zona ocidental do Quénia, as caraterísticas demográficas das mulheres que procuram acesso ao tratamento da fístula obstétrica nos hospitais, a informação e a sensibilização das pacientes com fístula obstétrica para a sua condição e o potencial de tratamento nos hospitais, barreira psicológica que as pacientes com fístula enfrentam, barreira física e geográfica que as pacientes com fístula enfrentam, barreiras socioeconómicas e culturais que as pacientes com fístula enfrentam quando procuram tratamento nos hospitais e influência da escassez de instalações (pessoal formado e equipamento) no acesso das mulheres ao tratamento da fístula obstétrica nos hospitais. As fontes da literatura analisada incluem livros, artigos, documentos de política, revistas profissionais e dissertações, tanto publicadas como não publicadas. Não existem publicações sobre o tema a nível mundial. No entanto, vários autores escreveram sobre muitos aspectos da fístula obstétrica a nível regional.

Os estudos efectuados centraram-se na descrição das caraterísticas demográficas das pacientes com fístula obstétrica em países como a Etiópia (Kelly, 1995; Kelly & Kwast, 1993; Muleta, 1997; Gessessew & Mesfin, 2003), Nigéria (Ghatak, 1992; Hilton & Ward, 1998; Ghororo & Abedi, 1999; Ibrahim *et al,* 2000; Wall *et al.,* 2004; Ijaiya & Aboyeya, 2004) Gana (Danso et *al.,* 1977) Níger (Meyer et *al.,* 2007) Zâmbia (Holme et *al.,* 2006) Quénia, Mabeya, 2003; Nyakundi, 2014; Tanzânia e

Uganda (Raassen *et al.,* 2008). Outros estudos incluem a análise situacional da fístula obstétrica em 29 países em África, incluindo o Quénia, bem como estudos para compreender as muitas dimensões da fístula e a sua vulnerabilidade social relacionada, através das

experiências e pontos de vista das raparigas e mulheres que vivem com fístula, das suas famílias, comunidades e profissionais de saúde que cuidam delas. A revisão está estruturada em subsecções sob os seguintes títulos:

2.1 Caraterísticas demográficas

O Fundo das Nações Unidas para a População (UNFPA, 2012) projecta que 2 a 3,5 milhões de mulheres em todo o mundo vivem com fístula, com um aumento de 50.000 a 100.000 novos casos por ano. O número real de pessoas que sofrem de fístula pode, de facto, ser mais elevado, uma vez que as mulheres não tratadas que nunca acedem a instalações médicas são menos acessíveis aos investigadores. O Inquérito Demográfico e de Saúde da Etiópia, realizado em 2000, mostra que na região de Amhara, na altura do inquérito, a idade média de casamento das mulheres com idades compreendidas entre os 20 e os 49 anos era de 14,5 anos (UNFPA, 2012).

Numerosos estudos, incluindo Wall et al., (2005) e Semere e Nour (2008), afirmam que a fístula obstétrica é sobretudo a consequência da discriminação de género, do fraco acesso aos cuidados de saúde materna e da pobreza. Do mesmo modo, Kelly e Kwast (1993) afirmam que as mulheres e raparigas pobres e sem instrução que vivem em zonas rurais correm o maior risco de desenvolver fístulas obstétricas. Além disso, Roka et al. (2013) e Tsui et al. (2007) citam as gravidezes precoces, o tamanho pequeno do corpo, a pobreza e a escassez de contraceptivos, de cuidados pré-natais e de cuidados obstétricos de emergência como os principais factores que levam à obstrução do trabalho de parto e à consequente fístula.

Com o objetivo de alcançar os Objectivos de Desenvolvimento do Milénio (ODM; posteriormente renomeados e alargados para Objectivos de Desenvolvimento Sustentável, ODS), os países africanos (Burkina Faso, Chade, República Democrática do Congo, Eritreia, Quénia, Mali, Níger, Sudão, Tanzânia e Uganda) comprometeram-se a implementar políticas para reduzir a mortalidade infantil e a morbilidade materna. Uma dessas políticas era demográfica: aumentar a idade mínima para o casamento, o que foi implementado legalmente (se não na prática) no Quénia e na Nigéria. Para supervisionar e apoiar este processo, a ONU estabeleceu seis indicadores de processo como pontos de referência para avaliar se as

mulheres estavam a receber cuidados obstétricos adequados (Miller et al., 2005).

A prevalência da fístula entre as mulheres jovens nas áreas rurais é atribuída a casamentos arranjados e costumeiros, que por sua vez são influenciados pela pobreza e falta de educação (Cook et al., 2004). Infelizmente, as mulheres com menos de 20 anos não estão fisiologicamente preparadas para ter filhos (Semere e Nour, 2008), razão pela qual muitas delas são susceptíveis à fístula em caso de parto obstruído. Observou-se que o ciclo da fístula passa por três fases. Na primeira fase, uma rapariga casa-se contra a sua vontade numa idade jovem. Quando engravida, a gravidez e, sobretudo, o parto estão repletos de complicações porque a pélvis é demasiado pequena para permitir a passagem do bebé. Devido à ausência ou ao atraso no acesso aos serviços obstétricos de urgência, desenvolve uma fístula. Na segunda fase, após o parto (e a provável morte do bebé), torna-se incontinente, é rejeitada pelo marido, estigmatizada e negligenciada pela família e amigos, e é abandonada a uma vida de pobreza. No entanto, na terceira fase, se ela tiver a sorte de encontrar um hospital que ofereça cirurgia obstétrica para a fístula, e se puder pagar os custos médicos, pode ser reparada, após o que tem um novo sopro de vida (Hamlin, 2004).

Por conseguinte, é importante sublinhar a necessidade de atrasar a idade do primeiro parto. O estado reprodutivo de uma mulher inclui factores como a idade, o número de partos, o estado civil e a história médica anterior. O tamanho da pélvis continua a crescer durante vários anos após a puberdade, pelo que as raparigas jovens são mais susceptíveis de sofrer de parto obstruído e, consequentemente, de fístula, uma vez que a sua pélvis ainda não está completamente desenvolvida. No entanto, isto pode ignorar o facto de que as mulheres mais velhas que se aproximam da menopausa, especialmente as que já deram à luz pelo menos três vezes, também são susceptíveis de sofrer de parto obstruído (Wall, 2012). No entanto, isto não se reflecte frequentemente na literatura sobre a fístula, uma vez que esta se concentra fortemente nas ligações entre o casamento precoce e a obstrução do trabalho de parto e a fístula em raparigas jovens, muitas vezes devido ao casamento "infantil" ou "precoce".

Consequentemente, existe a perceção de que o casamento precoce é uma causa significativa de fístula e que a eliminação do casamento precoce também erradicará a fístula. Infelizmente, isto é uma simplificação excessiva, uma vez que as causas da fístula são numerosas, complexas e multifacetadas. Além disso, mulheres de qualquer idade reprodutiva podem desenvolver fístula. Por exemplo, Muleta et al. (2010) realizaram um estudo com 2.288 mulheres na Etiópia entre 2003 e 2006. Os autores descobriram que 56,8% das mulheres desenvolveram fístula durante o primeiro parto e 43,2% durante os partos subsequentes. As inquiridas no estudo tinham casado com a mesma idade (17 anos), mas não desenvolveram fístula até terem, em média, 20,3 e 27,5 anos, respetivamente, o que demonstra que o casamento precoce não foi um fator significativo no desenvolvimento da fístula (Muleta et al., 2010). Portanto, a ênfase predominante nas raparigas jovens que desenvolvem fístula ignora as muitas mulheres que desenvolvem fístula mais tarde na vida, durante gravidezes subsequentes.

Uma revisão sistemática encontrou uma prevalência agregada de 0,29 casos de fístula por 1.000 mulheres em idade reprodutiva e uma incidência de 0,09 novos casos por 1.000 mulheres recentemente grávidas a cada ano, sugerindo que não mais de um milhão de mulheres em todo o mundo vivem atualmente com fístula (Adler et al., 2013). No entanto, é provável que este estudo não tenha tido em conta as mulheres que nunca chegaram a um hospital ou que estavam isoladas das suas comunidades. A incerteza nestas estimativas e a dificuldade em medir a extensão do problema sublinham as dificuldades em montar uma resposta eficaz para o tratamento e prevenção da fístula. Embora a fístula obstétrica seja causada por um trabalho de parto prolongado e obstruído, a sua causa principal é a pobreza, afectando predominantemente as mulheres marginalizadas que não têm acesso a cuidados obstétricos de qualidade, que são frequentemente de baixo rendimento, com níveis de educação mais baixos, em zonas rurais, sem cuidados pré-natais e casadas em idades mais jovens (Zheng e Anderson 2009).

Estas constatações são confirmadas por Emembolu (1992) que afirma que, embora as causas imediatas da fístula obstétrica sejam a obstrução do parto e a falta de cuidados obstétricos de emergência, a pobreza generalizada é uma causa subjacente importante. As mulheres que sofrem de fístula obstétrica tendem a ser empobrecidas, mal nutridas, a não ter educação básica e a viver em áreas remotas ou rurais. Dois estudos epidemiológicos sobre a fístula revelaram que mais de 99% das mulheres submetidas a reparação eram analfabetas (Emembolu, 1992). Na África subsaariana, a incidência de fístula obstétrica foi estimada em cerca de 124 casos por 100.000 partos em áreas rurais, em comparação com praticamente nenhum caso nas grandes cidades (Vangeenderhuysen et al., 2001). Como muitas outras mulheres em áreas remotas de países pobres, a maioria das mulheres que desenvolvem fístula obstétrica não tratada dá à luz em casa, sem a assistência de parteiras qualificadas.

2.2 Informação e sensibilização para a fístula

Na maioria das sociedades onde a ocorrência de fístula obstétrica é elevada, muitas vezes as mulheres afectadas raramente procuram tratamento numa fase inicial da doença. Essencialmente, as mulheres afectadas mostram pouca ou nenhuma preocupação em procurar uma cura devido à pobreza, ignorância, factores financeiros e culturais (Woldeammanuel, 2012). A procura de tratamento refere-se a acções aplicadas por indivíduos ou grupos de pessoas com doença com o objetivo de melhorar a saúde, obter uma cura ou obter alívio. Da mesma forma, a procura de tratamento também indica que as pessoas estão dispostas a concordar que querem melhorar ou remediar a sua doença, aceitando instruções de médicos, enfermeiros, assistentes sociais e outros prestadores de cuidados de saúde relacionados com o objetivo de melhorar a saúde ou a cura (Behrami et al., 2014). Essencialmente, a procura de tratamento denota, em primeiro lugar, que um indivíduo doente comunica com outras pessoas para obter apoio, que pode ser sob a forma de conselhos, informações, cura e apoio geral com base em problemas específicos que os requerentes possam trazer consigo (Akhter, 2015).

Os modelos de tratamento da fístula baseados na comunidade identificam as mulheres que não têm poder e que são estigmatizadas, e podem resolver a primeira barreira da consciência e dos conhecimentos limitados. No entanto, muitas mulheres e suas famílias, especialmente aquelas que não dispõem de cuidados especializados durante o parto, podem nem sequer saber que existe um tratamento para a fístula. E estes serviços, quando existem, são muitas vezes demasiado distantes ou demasiado caros (Bangser et al., 1999). Quando se pediu às mulheres que partilhassem o seu conhecimento sobre os possíveis factores causais da fístula obstétrica, a maioria notou que houve uma mudança no seu conhecimento sobre a doença depois de visitar os serviços de saúde (Muleta et al., 2008). Antes desta visita, os principais factores de risco mencionados por sete das oito participantes foram "ser amaldiçoada", "a vontade de Deus", "espíritos malignos", "é por causa de Deus", "a família fez algo mau a Deus", "não sei" e "é o meu destino".

Com o passar do tempo, foi evidente a mudança na compreensão dos participantes sobre os factores que os predispõem à fístula obstétrica. A maioria dos participantes salientou a "falta de poder de decisão" e a "indisponibilidade de serviços de transporte, centros de saúde bem equipados e profissionais de saúde competentes" (Muleta et al., 2008). Dois dos participantes, no entanto, descreveram o casamento precoce agravado pela falta de cuidados pré-natais e obstétricos de emergência, o que foi ainda mais agravado por práticas culturais e pela falta de centros de saúde bem equipados e de profissionais de saúde qualificados (Muleta et al., 2008).

A falta de sensibilização para as causas da fístula manifesta-se de muitas formas, incluindo: não saber que a fístula é tratável; falta de informação sobre a fístula; a perceção errada de que a fístula é causada por um médico; falta de sensibilização da comunidade para a capacidade de tratar a fístula; medo da cirurgia; não saber onde procurar tratamento; e a crença de que a fístula é um castigo de Deus (Raassen, 2006). A falta de sensibilização é uma barreira frequentemente mencionada para a procura de tratamento da fístula; muitas mulheres que sofrem de fístula obstétrica não sabem o que é a fístula, que a sua condição é tratável, ou onde obter tratamento. As mulheres com fístula e os membros da sua comunidade também podem estar mal informados sobre as causas da fístula. Em algumas comunidades acredita-se que a fístula é uma maldição ou um castigo de Deus (Muleta et al. 2008). Algumas mulheres que vivem com fístula, e algumas parteiras tradicionais que assistem as mulheres que desenvolvem fístula, acreditam que os médicos causaram fístulas durante os partos. Quando se acredita que a fístula é infligida por Deus, ou quando se acredita que a fístula é causada pelas acções de um médico, é pouco provável que uma mulher que vive com fístula esteja interessada em procurar tratamento numa unidade de saúde.

Atualmente, muitos problemas de saúde, incluindo a fístula obstétrica, podem ser curados, mas muitos membros da comunidade rural não têm conhecimento das opções de tratamento disponíveis. Roka et al. (2010) salientaram que, embora a informação esteja cada vez mais disponível para as mulheres e para as unidades de saúde nas zonas urbanas através dos meios electrónicos, das telecomunicações, de conferências e da imprensa escrita, poucos destes recursos estão disponíveis para as mulheres ou para as unidades de saúde nas zonas rurais, pelo que o nível de sensibilização para a possibilidade de tratamento continua a ser baixo entre as mulheres das zonas rurais.

Quando uma rapariga ou mulher está grávida, ela, a sua família e a comunidade têm de estar conscientes da necessidade de procurar cuidados pré-natais, da importância de cuidados qualificados no parto e dos sinais e sintomas de possíveis problemas durante a gravidez e o parto, como o trabalho de parto prolongado. Isto pode ser promovido através de uma maior sensibilização da comunidade, da formação de parteiras tradicionais, do aumento dos conhecimentos das mulheres sobre a gravidez e o parto normais e sobre quando e onde procurar ajuda e porquê. No entanto, aumentar os conhecimentos não é suficiente e o acesso fácil a uma unidade local de cuidados obstétricos essenciais é fundamental (Wall, 1998). As sobreviventes de fístula que foram evitadas e isoladas têm normalmente sentimentos intensos de vergonha, aversão a si próprias e depressão. Podem culpar-se a si próprias pela sua situação. A educação e o aconselhamento podem ajudar a restaurar a sua autoestima após a cirurgia (Siddle et al., 2013). Mesmo que as mulheres se submetam a uma reparação bem sucedida, podem não voltar para os seus maridos. A maioria é analfabeta e não tem competências para trabalhar. Algumas recorrem ao trabalho sexual comercial assim que a fístula é fechada como forma de obter um rendimento (Ijaiya e Aboyeji, 2004).

A informação sobre o planeamento familiar e a necessidade de uma cesariana para futuras gravidezes é também essencial. Os programas de reabilitação social podem ajudar as mulheres a reintegrarem-se nas suas comunidades e a restabelecerem o contacto com as suas famílias. A formação em competências para a vida pode dar às mulheres os meios para obterem um rendimento depois de estarem curadas e evitar que recorram ao trabalho sexual comercial para sobreviverem. Os serviços de apoio social, oferecidos em conjunto com os cuidados hospitalares, melhorarão significativamente o bem-estar físico e mental da mulher (Miller et al., 2005).

No entanto, a maior parte das vezes, a reparação da fístula tem sido considerada por alguns prestadores de serviços como uma cirurgia de "luxo", uma vez que as mulheres raramente morrem devido à doença, embora vivam frequentemente como párias nas suas comunidades (Semere e Nour, 2008). Desta forma, a fístula é vista mais como uma crise social do que como uma crise médica. De facto, muitos homens e mulheres não sabem que a fístula é um problema médico curável. As mulheres que têm medo de discutir os seus sintomas num hospital podem consultar curandeiros locais para obter ajuda. Alguns curandeiros, sem saber que a fístula é uma condição tratável, podem tentar ajudar as mulheres a superar a sua "maldição". Consequentemente, as mulheres desenvolvem a crença de que não há esperança de cura e, no processo, podem esgotar os seus limitados recursos financeiros.

2.3 Barreiras psicológicas

As mulheres submetidas a investigação e tratamento da fístula serão sujeitas a uma série de exames e procedimentos desconhecidos, íntimos e desconfortáveis, bem como a anestesia e a uma grande operação. Estes podem ser assustadores e as mulheres devem, idealmente, ser apoiadas em cada passo pela presença e toque tranquilizadores de um enfermeiro ou de um auxiliar de enfermagem (Upton e Upton, 2015). Cada procedimento deve ser explicado de antemão, bem como passo a passo durante todo o processo. Isto deve incluir não só a informação sobre o que está a ser feito em cada momento e porquê, mas também o que ela pode esperar sentir e a rapidez com que a sensação vai passar. No entanto, num estudo realizado por Siddle et al. (2013), nenhuma das participantes tinha procurado cuidados pré-natais durante a gravidez, principalmente devido a um fraco conhecimento e acesso aos serviços pré-natais. Duas inquiridas também mencionaram um sentimento de vergonha por receberem cuidados como outra razão. Oito entrevistadas relataram um trabalho de parto prolongado de pelo menos 4 dias, com um sofrimento indescritível.

Da mesma forma, Mselle et al. (2011) descobriram que as pessoas que sofriam de fístula indicaram que as emoções relacionadas com os seus desafios físicos afectavam as suas relações em casa, com os amigos e com os maridos. Estes sentimentos resultaram numa perda de controlo sobre as rotinas diárias, como os cuidados pessoais, as tarefas domésticas e o cumprimento do papel esperado de uma esposa na comunidade. Uma participante relatou sentir "inveja" das suas amigas quando as via "a serem saudáveis e a criarem os seus filhos". As inquiridas sentiram raiva, tristeza e vergonha associadas à perda de um filho, bem como a perda da capacidade de trabalhar e da aceitação e apoio dos maridos, familiares, parentes, colegas de turma, membros da comunidade e outros passageiros quando utilizam os transportes públicos. As participantes também referiram ter mau humor, sentir-se moralmente fracas e esperar pela morte, perguntando "Porquê eu?"

Os estudos anteriores revelaram que as mulheres com fístula obstétrica têm uma prevalência desproporcionalmente elevada de depressão (Mselle et al., 2011, Siddle et al., 2013). Para além da depressão, as mulheres que vivem com fístula sofrem de ansiedade, perda de dignidade e baixa autoestima (Wall, 1998). Os investigadores acreditam que estes sintomas psicológicos podem inibir a capacidade de ação e a motivação das mulheres para procurar tratamento. Isto é confirmado pelo UNFPA (2012) que relatou que "com a pesquisa indicando que a maioria das mulheres de 78 por cento até 95 por cento que desenvolvem fístula obstétrica também dão à luz um bebé natimorto." O relatório também indica que as sobreviventes de fístula obstétrica sentem culpa e solidão, e este isolamento afecta a sua saúde mental, o que resulta em depressão, baixa autoestima e até suicídio.

As mulheres que vivem, ou viveram, com uma fístula obstétrica sofreram graves perturbações físicas, emocionais e psicológicas, se não mesmo traumas. A reparação cirúrgica por si só, embora contribua muito para ajudar as mulheres a regressar a um estilo de vida normal, provavelmente não é suficiente para lidar com o impacto de viver com fístula ou após a reparação da fístula (Faces of Dignity, 2003).

No entanto, à partida, muitas mulheres que vivem com fístula obstétrica terão ficado traumatizadas com os acontecimentos que envolveram o nascimento do seu bebé e o subsequente ostracismo frequente por parte dos maridos, de outros membros da família e da comunidade. Algumas podem ver-se a si próprias como amaldiçoadas. Podem estar assustadas, desconfiadas e deprimidas. Muitas vezes, o conhecimento que têm de um hospital ou clínica é que se trata apenas de um local de dor, sofrimento e morte (Dunne et al., 2014). Por isso, é importante falar com cada mulher individualmente para aliviar quaisquer medos específicos que ela possa ter e fazê-la saber que a equipa está presente para a ajudar. Em todas as fases, o toque é muito importante; uma palmadinha suave no ombro e um abraço, se for caso disso, diz-lhe que ela não é intocável.

Um bom apoio e cuidados empáticos ajudarão as mulheres a adaptarem-se ao ambiente hospitalar, bem como a prepararem-se psicologicamente para uma operação e um período de recuperação bem sucedidos (Upton e Upton, 2015). A formação de antigas doentes com fístula como auxiliares de enfermagem é uma excelente forma de prestar estes cuidados psicológicos, uma vez que existe empatia entre o prestador de cuidados e a doente, tendo ambos passado pela mesma situação. Outra boa estratégia de apoio é dar à paciente a oportunidade de conversar com uma mulher que já tenha feito o tratamento com sucesso.

As mulheres que vivem com fístula sofrem muitas vezes estigmatização e discriminação e tornam-se párias sociais. Isto não só tem consequências psicológicas individuais, como também significa que as mulheres que vivem com fístula estão muitas vezes escondidas e, por isso, mais difíceis de alcançar se estiverem disponíveis serviços de reparação (Gharoro e Agholor, 2009). A par da mudança dos determinantes mais amplos da fístula e da prestação de serviços de reparação, é necessário que todos os intervenientes contribuam para a capacitação das mulheres, homens, famílias e comunidades para aumentar o controlo sobre a saúde materna e neonatal, bem como para aumentar o acesso e a utilização de serviços de saúde de qualidade. Isto envolve a educação e a promoção da saúde sobre a prevenção da fístula e a informação sobre a disponibilidade de serviços de reparação tanto para as comunidades como para os seus líderes.

As mulheres que vivem com fístula obstétrica não só sofrem de problemas físicos, psicológicos e sociais e de estigmatização, como também pertencem frequentemente aos grupos mais vulneráveis e marginalizados da sociedade. Os cuidados e o apoio de que necessitam para reconstruir as suas vidas vão muito para além das intervenções médicas iniciais. Eles e, se possível, as suas famílias, precisam de compreensão e apoio que lhes permitam adaptar-se às suas novas e alteradas circunstâncias e reparar as suas vidas destroçadas (Holmes e Goldstein, 2012). O princípio subjacente a todos os aspectos dos cuidados prestados às mulheres que estão a ser tratadas por fístula obstétrica é o de que elas necessitarão de cuidados de apoio e simpatia ao longo do seu percurso pelos serviços que lhes são prestados. Isto começa quando se apresentam pela primeira vez na receção de uma clínica de ambulatório, passando pelo internamento (pré, intra e pós-operatório) e até, e incluindo, a alta pós-operatória.

Médicos e enfermeiros empenhados, em países onde a fístula existe, trabalharam durante décadas para reparar as fístulas de raparigas e mulheres. Embora tenha havido progressos significativos no sentido de tornar o tratamento mais acessível, as necessidades a longo prazo destas mulheres em termos de apoio emocional, psicológico e económico após a reparação inicial da fístula têm recebido pouca atenção até à data (Cook et al., 2004). Estas mulheres podem também enfrentar problemas de reintegração nas suas comunidades locais, que podem evitá-las ou considerá-las impuras ou amaldiçoadas. Em muitos casos, as dificuldades económicas ocorrem devido à pobreza crescente que as raparigas e as mulheres com fístula enfrentam em resultado da sua capacidade limitada de obter rendimentos.

As mulheres que vivem, ou viveram, com uma fístula obstétrica sofreram graves perturbações físicas, emocionais e psicológicas, se não mesmo traumas. A reparação cirúrgica por si só, embora ajude muito as mulheres a regressar a um estilo de vida normal, provavelmente não é suficiente para lidar com o impacto de viver com fístula ou após a reparação da fístula. No mínimo, o aconselhamento básico para todas as mulheres com fístula deve incluir informações sobre o que é a fístula, uma compreensão de como a mulher sofreu a lesão, os futuros factores de risco e como evitar que a fístula ocorra novamente, incluindo o uso de planeamento familiar, bem como bons cuidados obstétricos (Lewis e De Bemis, 2006). Em muitas comunidades, especialmente nas zonas rurais, a fístula obstétrica é vista como fazendo parte do processo de dar à luz ou, nalguns casos, como uma maldição de Deus. Muito pouco é conhecido ou compreendido pelos membros da comunidade sobre os factores de risco e as causas associadas à fístula.

A atitude por vezes negativa do pessoal de saúde cria um fosso pouco saudável e uma barreira à procura de tratamento para a fístula (Holmes e Goldstein, 2012). Para além disso, as más relações - particularmente entre os prestadores de cuidados de saúde e as mulheres - dificultam a transferência de informações de que as mulheres grávidas podem necessitar para o seu desenvolvimento saudável e o dos seus filhos por nascer. Estas informações incluem factos sobre nutrição, planeamento familiar, preparações pré e pós-parto, etc. A exibição de uma atitude negativa pode causar danos psicológicos às pacientes com fístula e, subsequentemente, elas podem recusar-se a procurar tratamento quando estiverem grávidas (Holmes e Goldstein, 2012).

No contexto da comunidade, o apoio social deficiente é definido como a falta de apoio prático e emocional a uma pessoa por parte da família, dos amigos e da comunidade (Yadav, 2010 e

Upton e Upton, 2015). A privação do apoio social dos entes queridos, incluindo amigos, família e comunidade, pode diminuir o nível de auto-confiança, bem como prejudicar o seu bem-estar físico e psicológico (Yadav, 2010). Por outro lado, o apoio social é importante para o bem-estar de um indivíduo porque o apoio da família, dos parentes, dos amigos, etc. aumenta o bem-estar psicossocial e a gratificação. Isto é ainda mais importante para as mulheres que estão prestes a dar à luz em unidades de saúde, nas quais a presença de entes queridos aumentaria a sua confiança e conforto, levando à redução da ansiedade (Dunne et al., 2014).

2.4 Barreiras físicas e geográficas

Os modelos de transporte e de financiamento dos cuidados de saúde que encaminham com êxito as mulheres com fístula para instalações cirúrgicas são fundamentais para ultrapassar as barreiras físicas e geográficas que impedem as mulheres de aceder aos cuidados obstétricos. As barreiras físicas, como a distância e a disponibilidade de instalações de saúde, limitam mais o acesso aos cuidados nas zonas rurais do que nos centros urbanos (Mathole et al., 2004). O transporte e os seus custos são repetidamente citados como uma barreira aos cuidados. A maioria das mulheres que vivem com fístula são de áreas remotas e rurais, e a maioria dos serviços de fístula estão nos centros urbanos. As mulheres referem que o transporte é dispendioso ou, por vezes, inexistente. Para ultrapassar este desafio, no Quénia e na Tanzânia, um serviço de dinheiro móvel ajudou as mulheres com baixos rendimentos a poupar e a pagar antecipadamente os custos de reparação da fístula e a receber dinheiro para o transporte (Bangser, 2011). No entanto, mesmo quando o transporte está disponível ou é acessível, as mulheres podem sentir demasiada dor ou desconforto para viajar, ou podem ser afastadas dos transportes públicos devido à sua condição.

As doentes com fístula relatam frequentemente alterações físicas, como perda de peso, perda de controlo corporal, dor à volta da pélvis, exaustão física e incapacidade para andar ou trabalhar (Meyer et al., 2007). As descrições eram físicas, mas todas elas eram acompanhadas de um sentimento de dependência. A experiência extensiva do corpo como uma barreira e a perda de independência foram particularmente evidentes. Na Etiópia, os doentes com fístula relataram os seus sentimentos de tristeza e vergonha quando eram maltratados por outros passageiros nos transportes públicos. Isto devia-se ao cheiro a urina que começava imediatamente após o início da viagem para o hospital (Muleta et al., 2008). Utilizaram diferentes estratégias para lidar com a situação, como pagar o dobro do bilhete, explicar a sua situação e sentar-se perto de uma janela. No entanto, só conseguiram percorrer uma curta distância de forma pacífica, uma vez que os passageiros não toleravam o cheiro. Consequentemente, apenas uma minoria dos inquiridos referiu utilizar os transportes públicos. As restantes viajaram na parte de trás de camiões depois de terem sido obrigadas a abandonar os autocarros. Estas mulheres sofreram mais, uma vez que não era fácil sentar-se num lugar desconfortável.

Socialmente, o transporte ajuda as pessoas a ter acesso a cuidados de saúde e outros serviços sociais através de programas de intervenção governamental e outros serviços de bem-estar. Assim, neste sentido, pode-se argumentar que o transporte tem uma profunda influência na capacidade das pessoas de participarem em programas destinados ao tratamento e à melhoria da sua saúde, entre outras coisas (Rodrigue et al. 2013). Além disso, o transporte tem sido identificado como um importante motivador no esforço de acesso aos serviços de saúde, servindo como uma ligação entre os serviços de saúde e a residência das pessoas que precisam desses serviços. Nas sociedades menos prósperas, a má rede viária e a falta de recursos de transporte tornam as áreas rurais inacessíveis, dificultando a apresentação dos que necessitam desses serviços a cuidadores qualificados, que não estão disponíveis ou são dificilmente fornecidos nos centros de saúde rurais. Esta tendência pode impedir os doentes de participarem na intervenção governamental orientada para a erradicação das doenças materno-infantis (Atuoye et al., 2015).

A introdução de taxas de utilização e as longas distâncias até às unidades de saúde estão fortemente associadas a comportamentos negativos de procura de cuidados de saúde relacionados com a gravidez, contribuindo para uma elevada mortalidade e morbilidade (UNICEF, 2008). Num estudo realizado na Zâmbia por Hjortsberg e Mwikisa (2002), 50% dos agregados familiares rurais inquiridos consideravam a distância um obstáculo ao acesso aos cuidados de saúde materna e apenas 17% das mulheres que viviam a menos de 40 quilómetros da unidade de saúde frequentavam os cuidados pré-natais, em comparação com 50% das mulheres que viviam a menos de 5 quilómetros da unidade. Outro obstáculo ao acesso aos serviços de saúde nas zonas rurais é o maior tempo de deslocação devido às más condições das estradas. Além disso, o clima é outro obstáculo ao acesso, especialmente durante as estações chuvosas, quando as chuvas fortes e as inundações criam condições de deslocação adversas. Estes tempos de deslocação mais longos dissuadem os indivíduos de frequentar os serviços de saúde (Magadi et al., 2000; Nielsen et al., 2001; Perry e Gesler, 2000).

Em concordância com a literatura anterior, Adedini et al., (2014) propõem que a falta de infra-estruturas de transporte pode ser um dos principais factores que contribuem para a falta de acesso às instalações de tratamento. Consequentemente, muitas comunidades rurais não podem visitar os hospitais públicos porque as estradas são inacessíveis devido às inundações, e a pobreza extrema pode ter contribuído para o fraco acesso aos transportes, uma vez que apenas algumas pessoas podem pagar os meios de transporte público disponíveis para os centros de saúde. As deslocações e o tempo de espera também são obstáculos importantes. A distância pode impedir ou melhorar a utilização dos serviços de saúde. Quanto mais longe o utente estiver do serviço, menor será a probabilidade de o utilizar. Mesmo aqueles que estão perto do serviço podem ser desencorajados pela burocracia do processo no ponto de prestação de serviços (Kaufmann, 2002).

Muitas mulheres com fístulas vivem em zonas rurais, longe de ajuda médica, e o transporte seguro e fiável para um hospital é muitas vezes escasso ou demasiado caro para elas e para as suas famílias. Muitas doentes com fístulas viajam durante meses a pé, de burro ou por qualquer outro meio disponível em busca de um hospital que as possa tratar (Hamlin, 2004). Melhores sistemas de transporte e comunicação entre aldeias remotas e hospitais devem ser uma prioridade. As parteiras podem desempenhar um papel fundamental no processo de encaminhamento, mas primeiro é preciso estabelecer medidas para levar as mulheres rapidamente aos hospitais. Três atrasos clássicos (na decisão de procurar assistência médica, na chegada a uma unidade de saúde e na receção de cuidados obstétricos de emergência na unidade de saúde) devem ser resolvidos para alterar as probabilidades de as mulheres receberem os cuidados de alta qualidade de que necessitam.

A fraca acessibilidade física às instalações e os longos tempos de espera foram apontados como obstáculos à saúde materna. Estes factores revelaram-se limitadores, especialmente para as consultas de seguimento. A distância limita a vontade e a capacidade das mulheres de procurarem cuidados de saúde, especialmente nas zonas rurais, onde os meios de transporte mais disponíveis são as bicicletas e os carros de bois. Isto está de acordo com o que Mathole et al., (2004) relataram, nomeadamente que o transporte desconfortável, as más condições das estradas e as dificuldades em atravessar rios eram barreiras aos cuidados de saúde materna. A cirurgia da fístula tem de ser acessível e económica para as mulheres pobres. Algumas pacientes chegam aos hospitais acompanhadas por membros da família depois de percorrerem longas distâncias e terem esgotado os seus últimos recursos. Depois, podem ter

de arranjar dinheiro para a cirurgia, para a alimentação no hospital e para o alojamento dos seus familiares. A pobreza torna difícil o pagamento de quantias, mesmo moderadas (Woldeammanuel, 2012). Em cada país, são necessários um ou dois centros de fístula que possam prestar serviços gratuitos ou subsidiados. Eles devem estar localizados em áreas que servirão o maior número de clientes e devem ser de fácil acesso.

2.5 Barreiras socioeconómicas e culturais

A fístula obstétrica tem um elevado custo pessoal em termos de dor, divórcio, sofrimento, perda de um bebé, colapso emocional, depressão, lesões físicas e privação de direitos humanos básicos. Esta complicação obstétrica tem também vários custos socioeconómicos e de saúde, incluindo a rejeição, as despesas de apoio psicossocial e médico, a erosão do capital social e a perda de anos de vida saudável (Wall, 1998). As barreiras sociais e culturais também limitam a capacidade da mulher de procurar cuidados médicos quando necessário. Em muitos países, as mulheres grávidas precisam de autorização dos maridos ou de familiares do sexo masculino para irem ao médico. As crenças culturais em torno das causas da obstrução do trabalho de parto - como a infidelidade ou a maldição - limitam ainda mais a capacidade da mulher de procurar tratamento. São necessárias mudanças legais e sociais para melhorar o estatuto das mulheres e proporcionar às raparigas o acesso a uma nutrição adequada, a cuidados de saúde e à educação.

Uma vez que as mulheres que vivem com fístula são predominantemente pobres, geográfica e socialmente isoladas e com pouco poder político, é difícil identificar estas mulheres para obter dados exactos sobre a prevalência ou incidência (Vangeenderhuysen et al., 2001). Certos factores identificados como obstáculos podem ser específicos do contexto e depender do país. Por exemplo, certas barreiras culturais, incluindo o controlo masculino dos recursos domésticos e a reclusão da mulher, podem ser aplicáveis apenas em certas regiões. Da mesma forma, a medida em que um fator identificado como barreira impede verdadeiramente uma mulher com fístula de procurar tratamento depende da educação, idade, estado civil, comunidade e factores relacionados da mulher.

As consequências sociais da fístula incluem o divórcio por parte dos maridos, o abandono e o ostracismo por parte das famílias e da comunidade das mulheres afectadas. Isto deve-se às perdas incontroláveis de urina e/ou fezes e ao cheiro que as acompanha. A fístula

também deixa as mulheres com poucas oportunidades de ganhar a vida, agravando assim a sua pobreza. Além disso, em quase todos os casos de fístula, um bebé é nado-morto, o que também pode levar a uma futura incapacidade de conceber. A morte do bebé, a incapacidade de ter um filho e o estigma que acompanha a fístula resultam em danos emocionais significativos (Donnay e Weil, 2004).

Estudos que citam barreiras sociais ao tratamento da fístula indicam que muitas mulheres experimentam vários graus de estigma social que podem impedi-las de procurar cuidados. As mulheres que sofrem de fístula relatam sentir-se isoladas ou abandonadas pelos seus maridos, famílias ou comunidades, sem ninguém para as acompanhar às instalações de tratamento (Akhter, 2012). As barreiras sociais também podem contribuir para as barreiras financeiras; as mulheres que são abandonadas pelos seus maridos e famílias podem ter mais dificuldade em obter fundos para financiar o procedimento ou os custos de transporte.

Os factores culturais, que incluem o domínio social masculino, podem funcionar como barreiras à prestação de cuidados para algumas mulheres. Em algumas culturas, "existe uma necessidade social de que as capacidades reprodutivas das mulheres estejam sob estrito controlo masculino" (Wall, 1998). Se as mulheres com fístula não tiverem capacidade de decisão ou controlo sobre os fundos do agregado familiar, o facto de as instalações ou o transporte estarem facilmente disponíveis pode não ter importância, uma vez que podem não ter acesso ao tratamento. O domínio masculino influencia as escolhas reprodutivas e de cuidados de saúde das mulheres e pode também contribuir para o desenvolvimento da fístula nas mulheres (Roka et al., 2010). As barreiras culturais incluem atitudes negativas em relação a clínicas médicas ou médicos, e a confiança em medicamentos tradicionais ou remédios caseiros.

A maioria dos problemas acima mencionados é influenciada por factores sociais e culturais intangíveis, tais como a marginalização da mulher na tomada de decisões, o domínio masculino do agregado familiar, a mutilação genital feminina prejudicial, a desnutrição, os casamentos precoces, a pobreza, as fracas infra-estruturas de transporte e o analfabetismo (Mathole et al., 2004). Para além disso, as sobreviventes de fístula enfrentam muitos problemas sociais, como o isolamento social, a estigmatização, a humilhação, o abandono pelos seus maridos e familiares; sentem culpa e solidão, perdem a esperança e ficam

desiludidas. A maior parte destes problemas de saúde e sociais que afectam a maioria destas mulheres rurais são contribuídos pela falta de informação no contexto rural.

No que diz respeito à informação, muitas sobreviventes de fístula obstétrica, particularmente as que vivem em áreas remotas, não recebem tratamento por falta de informação e, por vezes, recebem informação desactualizada e errada. Isto é causado pela disseminação de informação através de canais que não são amigáveis para a comunidade rural. Outros ainda têm percepções culturais de que a fístula não pode ser curada porque é uma maldição, enquanto outros acreditam que não pode ser curada porque é causada por feitiçaria (Cook et al., 2004). Assim, as doentes com fístula tendem a viver com o seu medo e estigmatização em silêncio e isolamento, desconhecendo o sistema de saúde.

A prática tradicional do casamento precoce contribui para o risco de parto obstruído e fístula. Em algumas regiões da África Subsariana e do Sul da Ásia, onde a fístula obstétrica é mais comum, as mulheres casam-se frequentemente na adolescência, por vezes com apenas dez anos de idade, e muitas engravidam imediatamente a seguir, antes de as suas pélvis estarem completamente desenvolvidas para a maternidade. Na Etiópia e na Nigéria, por exemplo, mais de 25% das pacientes com fístula engravidaram antes dos 15 anos, e mais de 50% engravidaram antes dos 18 anos (Ampofo, 1990). A formação de fístulas tem também maior probabilidade de se seguir a um primeiro parto (Kelly e Kwast, 1993) e, muitas vezes, estas raparigas e mulheres podem ter sido vítimas de casamentos forçados. Muitas raparigas adolescentes nos países em desenvolvimento podem também estar subnutridas e ter peso a menos, agravando assim os riscos (UNFPA, 2004). Em muitas comunidades tradicionais, o casamento e a maternidade precoces, bem como as famílias numerosas, são a norma. Há pouca consciência da necessidade de adiar a primeira gravidez ou de espaçar bem as gravidezes para permitir que a mãe recupere e ganhe forças antes de uma gravidez subsequente. No entanto, os serviços de saúde, por si só, não conseguem dar resposta a estes problemas. Valores culturais e sociais profundamente enraizados, e sistemas de crenças, continuam a formar barreiras que impedem as mulheres jovens de serem capazes de gerir as suas próprias vidas e corpos (Dunne et al., 2014). São também necessárias mudanças nas atitudes sociais e culturais e legislação que permita proteger os direitos de saúde das raparigas adolescentes, para ajudar as mulheres a adiar a sua primeira gravidez até estarem fisicamente aptas a dar à luz em segurança.

O baixo estatuto das mulheres, particularmente das mulheres jovens logo após o casamento, desempenha um papel fundamental no desenvolvimento da fístula. O acesso aos cuidados de saúde é negado a algumas mulheres, ou é efetivamente prejudicado, devido a crenças culturais e práticas tradicionais. Algumas mulheres podem viver em reclusão e, para muitas, a responsabilidade de decidir procurar cuidados de saúde durante a gravidez, ou mesmo após um trabalho de parto prolongado, recai sobre o marido ou outros membros da família, incluindo a sogra (Akhter, 2012). Quando estas mulheres falham no seu dever de ter filhos vivos e, pior ainda, desenvolvem a condição estigmatizante da fístula, são frequentemente rejeitadas pela família do marido e não têm meios de subsistência. Normalmente, divorciam-se de imediato e são abandonadas à sua sorte.

As práticas tradicionais nocivas, como a mutilação ou o corte dos órgãos genitais femininos (MGF), também contribuem para o risco. Este tipo de corte é geralmente efectuado em condições pouco higiénicas, muitas vezes através da remoção de grandes quantidades de tecido vaginal ou vulvar, fazendo com que a saída da vagina e o canal de parto fiquem apertados por um tecido cicatricial espesso. Estas práticas aumentam a probabilidade de complicações ginecológicas e obstétricas, incluindo trabalho de parto prolongado e fístula (Goh e Krause, 2004). Embora haja poucas estatísticas fiáveis disponíveis, estas práticas podem aumentar a probabilidade de tais complicações até sete vezes. O corte prejudicial antes ou durante o trabalho de parto por parte de parteiras não qualificadas também contribui para a formação de fístulas. Em alguns países, uma parteira tradicional ou um barbeiro utiliza um instrumento afiado, como uma faca, uma lâmina de barbear ou um pedaço de vidro partido, para fazer uma série de cortes aleatórios na vagina, numa tentativa de preparar a vagina para o parto ou, durante o parto, para remover a obstrução e abrir caminho para o bebé. Estas práticas podem explicar até 15% dos casos de fístula em algumas partes de África (Faces of Dignity, 2003).

Embora a maioria dos casos de fístula nos países em desenvolvimento tenha origem em causas obstétricas, outros resultam de rasgões diretos provocados por violação ou traumatismo vaginal. Por exemplo, no Hospital de Fístulas de Adis Abeba, que trata cerca de 1.200 casos de fístula por ano, um estudo descobriu que, num período de seis anos, 91 casos de fístula foram causados por violação ou abuso sexual dentro de um casamento (Muleta e Williams, 1999). É difícil estimar a prevalência de fístula causada por abuso sexual, no

entanto, porque muitas vítimas não procuram tratamento, muitas vezes temendo a estigmatização ou não tendo acesso a cuidados de saúde (HRW, 2002). Em condições de guerra, a violência sexual é comum, sendo frequentemente utilizada como tática para intimidar e controlar. Os trabalhadores humanitários em zonas devastadas pela guerra estimaram que uma em cada três mulheres é vítima de violação e que a maioria dos novos casos de fístula são causados por violação (Wax, 2003).

Por último, os tabus em torno da fístula podem dificultar o regresso a casa de muitas raparigas e mulheres, curadas ou não, e a recolha de informações de acompanhamento. Podem ter sido obrigadas a fugir das suas aldeias quando contraíram a fístula e, mesmo quando estão curadas, as pessoas podem ter relutância em recebê-las de volta. Woldeammanuel (2012) defende que é essencial que os profissionais de saúde compreendam os diversos determinantes ou factores que afectam a decisão de uma pessoa de procurar tratamento. Isto é para garantir que os prestadores de cuidados de saúde estão bem equipados para fazer recomendações de medidas de tratamento que são adequadas a um indivíduo, a fim de incentivar o comportamento de procura de tratamento, em vez de dar opções com as quais o doente pode não se sentir à vontade devido a valores ou normas sociais.

2.6 Falta de instalações adequadas

Como já foi referido, há três atrasos no acesso aos cuidados obstétricos, nomeadamente o atraso na decisão de procurar assistência médica, o atraso na chegada a um estabelecimento de saúde e o atraso na receção de cuidados obstétricos de emergência no estabelecimento. O terceiro atraso, na receção de cuidados obstétricos, pode ser reduzido se se der ênfase à empatia e aos cuidados respeitosos por parte dos prestadores de cuidados, se se proporcionarem competências cirúrgicas sólidas e se se der prioridade ao registo nas unidades de saúde. A cirurgia reconstrutiva, como a reparação de fístulas, é um procedimento delicado que requer um cirurgião especialmente treinado e enfermeiros qualificados. Os cuidados pós-operatórios cuidadosamente monitorizados são também cruciais para a recuperação do doente (Hancock, 2009). Nos países em desenvolvimento, há uma necessidade urgente de mais médicos e pessoal de apoio para dar resposta à procura de tratamento, e muitos hospitais dependem fortemente da assistência de médicos expatriados. Os cirurgiões e enfermeiros locais devem ter formação em reparação de fístulas e as suas competências devem ser actualizadas regularmente (Hilton e Ward, 1998). As parteiras devem encaminhar imediatamente as pacientes para cuidados obstétricos de emergência quando detectam um trabalho de parto obstruído. Devem ser criados e apoiados sistemas de encaminhamento e transporte para hospitais. Uma vez que os cuidados obstétricos de emergência são especialmente escassos nas zonas rurais, devem ser oferecidos incentivos para atrair pessoal médico qualificado para as zonas com maiores necessidades (Emembolu, 1992).

De acordo com a categorização da Organização Mundial de Saúde (OMS, 2006), os cuidados obstétricos básicos de emergência (BEmOC) incluem a disponibilidade de antibióticos parenterais, ocitócicos, tratamentos para a eclâmpsia, parto vaginal assistido (extração por vácuo), remoção manual da placenta e remoção de produtos retidos (AMIU). O nível seguinte de cuidados é o dos Cuidados Obstétricos Globais de Emergência (CEmOC), que inclui todos os elementos dos Cuidados Obstétricos Básicos de Emergência (BEmOC), mais instalações 24 horas, cesariana e transfusão de sangue.

No entanto, em muitos países em desenvolvimento, a escassez de instalações constitui uma barreira significativa e envolve a escassez de médicos, cirurgiões formados e outro pessoal, para além da escassez das próprias instalações, bem como de equipamento e material. Estas carências contribuem para o elevado número de mulheres que necessitam de reparação, especialmente nas zonas rurais (Zheng e Anderson, 2009). Para que a cirurgia de fístula seja bem sucedida, é necessário dispor de equipamento e material médico básico. Em muitos hospitais, a falta de material - desde material de sutura a um fornecimento seguro de sangue - é um problema grave. É urgentemente necessário apoio financeiro para equipar corretamente os hospitais e ajudar as mulheres necessitadas (Wall et al., 2005).

A perceção da baixa qualidade dos cuidados é uma barreira comummente citada que envolve múltiplas facetas dos cuidados pós-operatórios da fístula. Embora a fístula seja frequentemente tratável cirurgicamente, a cirurgia nem sempre é bem sucedida, especialmente quando é complexa e envolve tanto a vagina como o reto (fístula reto-vaginal), ou quando a mulher tem tecido cicatricial significativo. De acordo com Hilton e Ward (1998), que realizaram cirurgias de fístula durante mais de 25 anos na Nigéria, 82% das pacientes foram curadas após uma operação, sendo que algumas mulheres foram submetidas a até cinco cirurgias antes de serem curadas. Embora a taxa de cura total nesta amostra tenha sido de

98%, é possível que, em contextos semelhantes, muitas mulheres possam ser desencorajadas a efetuar múltiplas cirurgias de fístula após tentativas anteriores sem sucesso. Mesmo quando uma fístula é fechada com sucesso, as mulheres podem sofrer de incontinência de esforço durante vários meses ou anos após a cirurgia. A perceção de que as mulheres podem continuar a ser incontinentes mesmo depois da cirurgia pode dissuadir algumas mulheres de optarem por procurar cuidados. As mulheres rurais que procuram cuidados para a fístula também podem enfrentar desafios de diagnóstico ou de encaminhamento, e os longos tempos de espera podem atrasar os cuidados adequados devido às necessidades de condições agudas noutros pacientes.

A falta de instalações adequadas de cuidados obstétricos é agravada nas zonas rurais, onde os centros de saúde capazes de prestar cuidados obstétricos básicos de emergência podem estar a 70 quilómetros de distância e não existe um meio de transporte fácil ou acessível. Mesmo nos casos em que esses centros existem, há muitas vezes falta de instalações de referência acessíveis mais longe que possam prestar cuidados obstétricos de emergência abrangentes, como cesarianas (UNICEF, 2008). Infelizmente, mesmo que as mulheres consigam deslocar-se a instalações adequadas, são frequentemente obrigadas a fornecer as suas próprias luvas cirúrgicas, pensos, etc., para um parto limpo e podem ser obrigadas a pagar custos oficiais e não oficiais. Para uma família pobre que viva em condições de extrema pobreza, os custos de uma cesariana de emergência podem ser devastadores; algumas famílias não têm meios para as pagar, ou ficam endividadas durante muitos anos (Faces of Dignity, 2003). Um estudo recente realizado nas zonas rurais da Tanzânia estimou o custo médio de uma cesariana de emergência em 135 dólares, em comparação com o rendimento médio anual de 115 dólares de uma família (Kowalewski et al., 2002).

Nalguns países em desenvolvimento, existem alguns hospitais ou serviços especializados em fístulas, mas a maioria dos médicos não tem formação em reparação de fístulas e a maioria dos hospitais e clínicas não consegue tratar a fístula com sucesso (Raassen, 2006). Atualmente, relativamente poucos hospitais ou cirurgiões nas zonas rurais da África Subsariana oferecem serviços de reparação de fístulas devido à falta de instalações, capacidade ou pessoal formado. Mesmo que uma mulher chegue a uma instalação capaz de oferecer reparação, estas operações não são muitas vezes consideradas como emergências e são retiradas da lista de operações já ocupadas. Estas instalações podem também não ter capacidade para cuidar da mulher durante um período de tempo prolongado (Ijaiya e Aboyeji, 2004). Até que a reparação e reabilitação da fístula se torne uma parte rotineira do trabalho de qualquer hospital, é necessário desenvolver estratégias alternativas.

Alguns prestadores de serviços nacionais de fístula preferem basear os seus serviços num hospital universitário ou num hospital distrital de maiores dimensões, onde existe um acesso fácil às instalações e onde a formação do pessoal no local pode ser efectuada regularmente (Donnay e Weil, 2004). Estes hospitais, quando localizados em grandes cidades, podem ser distantes e talvez estranhos para as mulheres rurais e suas famílias, mas podem ser mais fáceis de alcançar através de melhores ligações de transporte. No entanto, nestes hospitais pode haver pressão sobre os recursos, a não ser que haja uma sala de operações específica dedicada à reparação de fístulas e que estejam disponíveis alojamentos de longa duração e serviços de reabilitação.

Embora o objetivo a longo prazo de qualquer programa de cuidados deva ser o de assegurar que todos os obstetras e outro pessoal com formação possam realizar com êxito reparações simples de fístulas em qualquer instalação em que trabalhem, com o apoio de outros profissionais que proporcionem uma abordagem de equipa multidisciplinar aos cuidados e à reabilitação, este objetivo pode demorar muitos anos a atingir (Adler et al., 2013). No entanto, uma vez formados, é importante que mesmo os cirurgiões competentes para efetuar reparações simples tenham uma carga de casos suficientemente elevada para manterem as suas competências. Entretanto, ao planear os serviços, é importante ser realista quanto à forma e ao local onde estes podem ser melhor colocados no atual sistema de saúde.

Até que a reparação simples de fístulas seja uma parte rotineira do programa de formação pós-graduada em obstetrícia e noutras especialidades médicas apropriadas, a formação de profissionais de saúde para efetuar a reparação de fístulas requer a utilização de recursos frequentemente escassos. Para maximizar a eficácia desta formação é, por isso, importante direcionar os recursos limitados para cirurgiões e pessoal de saúde empenhados, que depois utilizarão estas competências regularmente para beneficiar as mulheres e as suas famílias (Lewis e De Bemis, 2006). Pode não ser apropriado formar profissionais em reparação de fístulas que não exerçam a sua atividade em áreas com uma elevada prevalência de fístulas ou cujas instalações não tenham a capacidade ou o empenho para efetuar reparações com regularidade. Qualquer que seja o profissional que efectue a reparação de fístulas, é importante que tenha uma carga de casos suficientemente elevada para manter as suas competências cirúrgicas. É amplamente aceite que a primeira tentativa de reparação de uma fístula é provavelmente a mais bem sucedida, e é vital que seja um cirurgião totalmente treinado e competente a realizar esta operação (Hilton e Ward, 1998). Os cirurgiões incompetentes, mal equipados ou não qualificados que não efectuam reparações regulares podem causar mais danos a uma fístula existente, tornando-a subsequentemente mais difícil de reparar e reduzindo assim a possibilidade de um encerramento bem sucedido.

Até que o programa nacional de formação esteja completamente estabelecido, para assegurar uma qualidade consistentemente elevada das reparações e para evitar que cirurgiões não qualificados causem mais danos físicos às mulheres, pode ser útil recompensar aqueles que completaram um programa de formação reconhecido com um certificado nacional ou internacional adequado. A formação específica de cirurgiões de fístula, enfermeiros e outros profissionais de saúde e de assistência social deve, idealmente, ter lugar num local onde a fístula é prevalente, onde o número de casos é elevado, onde o formador é competente e/ou onde as mulheres com fístula se reúnem em clínicas especiais de fístula (Ijaiya e Aboyeji, 2004). Até que a reparação da fístula esteja rotineiramente disponível num país, pode ser necessário que o formando trabalhe lado a lado com um perito visitante que se desloque às suas instalações, ou que o formando visite outra unidade ou centro especializado, uma vez que este tipo de aprendizagem assegurará o acesso à experiência prática e a oportunidade de observar reparações simples e complexas (OMS, 2006). As visitas a centros de fístula também permitirão aos formandos observar o trabalho de equipa necessário para garantir que as mulheres regressam a uma vida plena e ativa e darão uma visão de outros problemas médicos e psicossociais associados.

Se as mulheres optarem por procurar reparação, é frequente que apenas um pequeno número de pessoal local qualificado esteja disponível para operar e que a maioria das instalações visitadas dependa dos serviços de médicos expatriados (OMS, 2006). Por vezes, estes estrangeiros prestam serviços numa base contínua, mas outros apenas os visitam de forma intermitente. Embora este sistema possa ser suficiente para responder à procura atual, não é nem sustentável nem ideal. Também existem problemas em manter uma provisão adequada de material, uma vez que é muitas vezes difícil obter produtos cirúrgicos necessários, como material de sutura.

2.7 Resumo da revisão da literatura

A revisão da literatura começou com uma discussão sobre as caraterísticas demográficas das mulheres que procuram acesso ao tratamento da fístula obstétrica, antes de avaliar a importância da informação e da sensibilização para a fístula e a forma como esta afecta a procura de tratamento. A secção seguinte tratou das barreiras psicológicas que impedem as doentes de fístula de procurar tratamento, seguindo-se o estabelecimento das barreiras físicas e geográficas que impedem as mulheres de procurar tratamento. A revisão também procurou determinar as barreiras socioeconómicas e culturais que impedem as doentes de fístula de procurar tratamento, e a revisão conclui investigando até que ponto a falta de instalações adequadas impede o acesso das mulheres ao tratamento obstétrico da fístula nos hospitais.

2.8 Quadro teórico

Este estudo baseia-se no Modelo dos Três Atrasos de Thaddeus e Maine (1994), que fornece uma base para a compreensão das barreiras aos cuidados. Os autores afirmam que o atraso no acesso aos cuidados obstétricos de emergência ocorre em três fases. A primeira fase ocorre a nível pessoal, quando um indivíduo (a mulher ou o seu cônjuge, ou outro familiar) ou a sua família decidem inicialmente não procurar cuidados. Este atraso é influenciado por numerosos factores, incluindo a distância das instalações, os custos financeiros e de oportunidade, as caraterísticas da doença, a perceção da qualidade dos cuidados, as experiências anteriores com o sistema de saúde e o estatuto da mulher na sociedade.

A segunda fase de atraso ocorre depois de o primeiro atraso ter terminado com a decisão de se dirigir a um centro de cuidados obstétricos. No entanto, a mulher depara-se agora com um novo atraso: o tempo necessário para chegar a um serviço adequado, que é afetado por factores como a distribuição de serviços adequados, a disponibilidade e o custo, e o estado das infra-estruturas. A terceira fase, que ocorre depois de a segunda fase ter sido ultrapassada, começa quando a mulher chega à unidade de saúde e consiste na adequação do sistema de referenciação, na competência do pessoal disponível e na escassez de material, equipamento e pessoal formado.

O principal objetivo deste estudo é examinar e investigar as barreiras que afectam o acesso das mulheres à reparação da fístula em cada uma das três fases de atraso descritas por Thaddeus e Maine (1994). O estudo utilizará as suas conclusões como base para a conceção de soluções e intervenções que possam ajudar a resolver o problema da fístula obstétrica. Para além disso, o estudo também pode encontrar lacunas no conhecimento do tratamento da fístula que constituirão oportunidades para estudos adicionais, que por sua vez gerarão mais soluções possíveis para lidar com a fístula.

O modelo dos três atrasos

De acordo com o "modelo dos 3 atrasos" de Thaddeus e Maine (1994), são três os principais atrasos que influenciam o tempo necessário para que uma mulher com complicações durante o parto receba cuidados obstétricos num estabelecimento adequado: (I) atrasos na procura de cuidados, (II) atrasos na identificação e na chegada ao estabelecimento adequado e (III) atrasos na receção de cuidados de qualidade quando a mulher chega ao estabelecimento (Wax, 2003).

Vários estudos aplicaram o modelo dos três atrasos a contextos locais, incluindo o de Barnes-Josiah et al. (1998), e sublinharam a importância dos atrasos em todas as fases, tanto antes como depois de a mulher chegar a uma unidade de cuidados obstétricos (Ozumba e Nwogu-Ikojo, 2008), propondo também intervenções para colmatar as lacunas na prestação de cuidados no processo de encaminhamento médico. Por exemplo, um estudo qualitativo realizado na Gâmbia rural aplicou o modelo dos 3 atrasos aos cuidados obstétricos locais (Cham et al., 2005) e concluiu que os factores mais significativos que contribuíram para a fase I do atraso foram as crenças culturais, as experiências negativas anteriores com o sistema de saúde e a subestimação da gravidade das complicações do parto. Os factores que contribuíram para a fase II do atraso foram a falta de transporte, os longos tempos de trânsito até às unidades de saúde e a procura de tratamento em várias unidades de saúde antes de aceder a uma adequada. Os factores que contribuíram para impedir a prestação de cuidados rápidos e adequados constituíram o atraso 3.

Por outro lado, os factores que tendem a minimizar ou a eliminar os atrasos incluem estar na casa dos pais da mulher no momento do parto, ou ter um marido com um elevado nível de educação (o que minimiza os atrasos da fase I); viver numa aldeia ou perto de uma aldeia em que esteja presente uma enfermeira residente (o que minimiza os atrasos da fase II) e a assistência de um acompanhante qualificado durante o parto (o que minimiza os atrasos da fase III) (Muleta e Williams, 1999).

É evidente que os sistemas de encaminhamento eficazes são direcionados para a resolução dos atrasos da fase II. A melhoria dos sistemas de encaminhamento exige normalmente que se resolva o seguinte: estradas deficientes, custos de transporte elevados e redes de comunicação deficientes (Hussein et al., 2012). No entanto, nenhuma das fases de atraso no modelo deve ser considerada isoladamente, uma vez que as três fases estão interligadas. Por exemplo, pode ser criado um serviço de ambulância para levar as mulheres grávidas para a unidade sanitária mais próxima (atraso 2), mas se nada for feito para resolver o longo tempo de espera na unidade sanitária (atraso 3), as mulheres grávidas continuarão a ser desencorajadas de procurar tratamento nas unidades sanitárias devido aos elevados custos de oportunidade de o fazer. Por conseguinte, reavaliar a questão dos atrasos na perspetiva dos sistemas de encaminhamento e das suas limitações pode ajudar a melhorar o modelo dos três atrasos através do planeamento de intervenções mais abrangentes. Uma vez que o conhecimento e o envolvimento locais são cruciais para a identificação de barreiras ao tratamento da fístula e para o desenvolvimento de soluções viáveis e sustentáveis (Berwick, 2008), o presente estudo aplicará o modelo dos três atrasos no contexto da região ocidental do Quénia.

2.4 Quadro concetual

Este estudo baseou-se na relação concetual entre as variáveis independentes e dependentes, em que o acesso ao tratamento da fístula obstétrica nos hospitais é discriminado como variável dependente, enquanto as caraterísticas demográficas das mulheres, a informação e a consciência da condição da paciente com fístula, a barreira psicológica, as barreiras físicas e geográficas, as barreiras socioeconómicas e culturais e a influência da falta de instalações (pessoal formado e equipamento) no acesso das mulheres ao tratamento da fístula obstétrica foram discriminadas como variáveis independentes. A relação diagramática entre as variáveis está resumida na figura 1.1 abaixo.

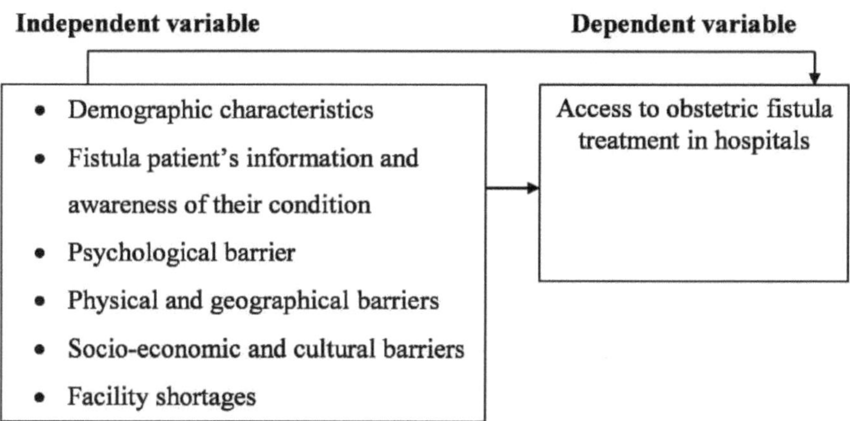

Figura 1:1 Quadro concetual do estudo

O estudo utilizou uma escala de tipo Likert (1-5) em que 1. Concordo fortemente 2. Concordo 3. Neutro 4. Discordo e 5 discordo totalmente para avaliar os efeitos das variáveis independentes no acesso das mulheres ao tratamento da fístula obstétrica nos hospitais. Uma medida agregada dos efeitos das variáveis independentes no acesso das mulheres ao tratamento da fístula obstétrica nos hospitais foi obtida através da agregação das medidas de pontuação média dos indicadores das experiências das mulheres com a fístula.

CAPÍTULO 3

METODOLOGIA

3.0 Introdução

De acordo com Bum & Grove (2005), a metodologia de investigação refere-se à forma de recolher os dados da investigação. Neste capítulo, descrevem-se os objectivos, a conceção do estudo e as vantagens e desvantagens da metodologia selecionada. O estudo visava identificar e compreender as barreiras que afectam o acesso das mulheres ao tratamento da fístula obstétrica nos hospitais do Quénia Ocidental. Este capítulo descreve a conceção do estudo, o cenário do estudo, a população do estudo, a seleção da amostra, o tamanho da amostra, a ferramenta de recolha de dados, a validade, a fiabilidade, a técnica de recolha de dados, o estudo-piloto e a consideração ética. Os dados para o estudo-piloto foram recolhidos no mês de janeiro no Centro de Fístula Gynocare, em Eldoret, no condado de Uasin Gishu, enquanto os dados da investigação para o estudo principal foram recolhidos de janeiro a setembro de 2017 em três outros centros de reparação de fístulas (hospitais de Kitale, Kisumu e Kisii). janeiro a setembro de 2017.

3.1 Locais de estudo

O estudo foi efectuado em quatro centros de FML: a Unidade de FVV, o Centro de Fístula Gynocare, Eldoret, no condado de Uasin Gishu; o lar de idosos Cherangany, Kitale; o hospital de nível cinco de Kisii e o JOOTRH, em Kisumu, são os locais escolhidos para o estudo.

3.1.1 População do estudo

De acordo com Brink (1999), a população do estudo deve consistir em grupos completos, pessoas ou entidades que são importantes para a pesquisa. Por isso, a população do estudo era constituída por todas as mulheres com fístula que procuravam serviços de reparação no centro de tratamento de fístulas.

Hospitais de reparação no Centro de Fístula Gynocare, em Eldoret, no condado de Uasin

Gishu; lar de idosos Cherangany, em Kitale; hospital de nível cinco em Kisii e o JOOTRH, em Kisumu, de janeiro a setembro de 2017. Todos se situam na parte ocidental do Quénia.

3. 2. Conceção do estudo

O estudo foi um estudo transversal que aplicou métodos quantitativos e qualitativos de recolha de dados. Um estudo transversal examina grupos de sujeitos em várias fases de tendências, padrões e mudanças de desenvolvimento simultaneamente com a intenção de descrever as mudanças nos fenómenos ao longo das fases (Bums & Grove, 2009). Centra-se na comparação e na descrição do que está a acontecer. Foi um estudo transversal porque visava quantificar a distribuição da intenção de prevenir a recorrência da fístula obstétrica, o conhecimento dos factores de risco da recorrência da fístula obstétrica, as atitudes em relação à prevenção da fístula obstétrica e a autoestima num determinado momento, sem os manipular. O inquérito qualitativo era o mais adequado para esta investigação porque o inquérito procurava fornecer uma visão e uma compreensão das barreiras que afectam o acesso das mulheres ao tratamento da fístula obstétrica nos Hospitais do Quénia Ocidental. O estudo envolveu a exploração dos pontos de vista, opiniões, experiências, barreiras culturais e tradicionais dos participantes e outras variáveis, que são na sua maioria complexas, interligadas e difíceis de medir quantitativamente. A abordagem qualitativa descreveu e explorou melhor os fenómenos no seu ambiente natural, tentando responder à pergunta "porquê". Porque é que as barreiras afectam o acesso das mulheres aos serviços de tratamento da fístula obstétrica? A utilização de perguntas abertas e de sondagens deu aos participantes a oportunidade de responderem com as suas próprias palavras, em vez de os obrigar a escolher respostas fixas, como se faz nos estudos quantitativos. As perguntas abertas permitiram ao investigador obter respostas que eram ricas e explicativas por natureza, não previstas pelo investigador ou significativas e culturalmente salientes para o participante (Mack, et al., 2005). A tónica foi colocada na qualidade e na profundidade, e não na quantidade ou na frequência das respostas, como se enfatiza na investigação quantitativa

3. 3. Instrumentos/métodos de recolha de dados

1.1.1 Fontes de dados

Os dados para este estudo foram obtidos a partir de diferentes fontes. Estas fontes incluíram questionários, entrevistas pessoais e pesquisa em bibliotecas para obter, reforçar e cruzar os dados obtidos. Os dados para o estudo incluíram fontes secundárias e primárias. Os dados primários foram obtidos diretamente dos autores ou da fonte principal. A maior parte dos dados primários foi obtida através de entrevistas e questionários concebidos através da utilização de informações geradas a partir de fontes secundárias, depois de se ter tomado o devido conhecimento da finalidade e dos objectivos do estudo. Os dados secundários basearam-se em trabalhos de investigação anteriores neste domínio. Estes dados foram recolhidos na Internet, em manuais escolares, em publicações governamentais, em trabalhos de investigação não publicados e em revistas.

1.1.2 Dados qualitativos

Entrevistas em profundidade: Estas entrevistas foram realizadas com mulheres que viveram com fístula e que vão ser submetidas a cirurgia reconstrutiva no centro de reparação de fístulas. O objetivo era obter uma compreensão profunda das experiências desde o momento em que a mãe sofreu a fístula, e também explorar os impactos sociais e económicos ao longo do tempo. O objetivo era ajudar a constituir estudos de caso detalhados que explicassem as perspectivas dos objectivos do estudo. As participantes foram selecionadas entre as mulheres que deviam ser reparadas no Gynocare Fistula Centre, Eldoret, no condado de Uasin Gishu; no lar de idosos de Cherangany, Kitale; no hospital de nível cinco de Kisii e no JOOTRH, em Kisumu, com base na idade e na localização - rural ou urbana.

Entrevistas com informadores-chave: Foi entrevistado um total de vinte funcionários-chave no Centro de Fístula Gynocare, em Eldoret, no condado de Uasin Gishu; no lar de idosos Cherangany, em Kitale; no hospital de nível cinco de Kisii e no JOOTRH, em Kisumu, utilizando o guia de entrevistas a informadores-chave; estes incluíam pessoal de enfermagem da enfermaria de fístula, ginecologista, médico e cirurgião de fístula; também entrevistámos um máximo de dez familiares de mulheres com fístula que tinham acompanhado as mulheres no centro de reparação. Estas entrevistas destinavam-se a compreender as opiniões dos informadores sobre as experiências de vida socioeconómicas associadas à fístula. As entrevistas com os familiares acompanhantes ou prestadores de cuidados das mulheres com fístula visavam conhecer os seus pontos de vista sobre as experiências de vida socioeconómicas das mulheres com fístula. O estudo incluiu o pessoal de saúde e os familiares como informantes-chave porque têm conhecimentos sobre a fístula e a experiência pela qual passam as mulheres com fístula.

1.1.3 Dados quantitativos:

Questionário: O estudo utilizou um questionário pré-testado e semi-estruturado para a recolha de dados, que foi desenvolvido, testado e devidamente modificado para utilização no estudo. Os participantes foram convidados a participar e os que aceitaram foram convidados a consentir e os que aceitaram foram informados sobre o estudo e foram incluídos no estudo. Os dados para este estudo foram recolhidos através de visitas efectivas ao Centro de Fístula Gynocare, Eldoret, no condado de Uasin Gishu; ao lar de idosos Cherangany, Kitale; ao hospital de nível cinco de Kisii e ao JOOTRH em Kisumu e da distribuição pessoal e administração de questionários aos inquiridos da população-alvo selecionada.

A conceção do questionário inclui perguntas de escolha múltipla, perguntas de preenchimento e perguntas que exigem uma classificação das respostas. As perguntas foram claramente simplificadas e estruturadas de forma a evitar qualquer ambiguidade e pormenores técnicos. Assim, a maior parte das perguntas exigia simplesmente que os inquiridos assinalassem (x) a resposta adequada, respondessem sim ou não e classificassem numa escala de 0 a 5. Os questionários foram elaborados para obter informações/dados sobre as barreiras que afectam o acesso das mulheres ao tratamento da fístula obstétrica nos hospitais do Quénia Ocidental. Uma cópia do questionário foi anexada como apêndice dois.

Validade e rigor: Para garantir a qualidade do instrumento de recolha de dados, é importante estabelecer a sua validade e rigor. A validade refere-se ao grau em que um instrumento mede o que é suposto medir. O rigor foi assegurado através da credibilidade, transferibilidade, fiabilidade e conformabilidade. A credibilidade neste estudo foi mantida através de um envolvimento prolongado, observação persistente e triangulação de fontes de dados (pessoal de enfermagem da enfermaria de fístulas, ginecologista, médico e cirurgião de fístulas, dez familiares de mulheres com fístulas que tinham acompanhado as mulheres no centro de reparação). Para além disso, a triangulação de métodos através da utilização de FGDs e entrevistas individuais aprofundadas serviu para melhorar a validade. O investigador criou confiança ao explicar aos participantes o objetivo do estudo, a utilização e a divulgação da informação e a sua utilização.

Foi utilizado um processo de revisão por pares e de verificação externa para melhorar a validade. O perito em investigação leu as transcrições de forma independente e os temas que surgiram foram comparados com os obtidos pelos investigadores. Sempre que se verificaram diferenças nas interpretações dos dados e das transcrições, o perito em investigação deu feedback até se chegar a um consenso. Além disso, foi mantido um diário pessoal de pensamentos e impressões sobre o estudo durante toda a investigação para controlo pessoal.

Estudo-piloto: Antes da recolha de dados principal, foi efectuado um estudo-piloto no Centro de Fístulas Gynocare em Eldoret, utilizando mulheres com FV que estavam internadas no hospital na altura do estudo-piloto. O objetivo do estudo-piloto do instrumento era obter clareza, descobrir a sua adequação e obter orientação para o estudo principal. O estudo-piloto proporcionou ao investigador orientação/experiência na condução do procedimento de investigação e na determinação do tempo necessário para preencher o questionário. As alterações necessárias ao instrumento foram efectuadas após o estudo-piloto. Por exemplo, a pergunta que solicitava comentários sobre as barreiras que afectam o acesso das mulheres ao tratamento da fístula obstétrica nos hospitais do Quénia foi dicotomizada nas opções "Sim" e "Não". Pediu-se especificamente aos inquiridos que respondessem às perguntas ou que fizessem comentários sobre a clareza do instrumento, a sua adequação e quaisquer outros comentários gerais. Por conseguinte, o estudo-piloto ajudou a avaliar a fiabilidade e a validade do instrumento. Foram selecionadas para o estudo-piloto dezassete (17) mulheres com FVR/FVR, o que corresponde a 10% da população da amostra.

3.4 Procedimento de amostragem

Foi utilizada uma amostragem selectiva para selecionar os participantes. Os participantes do estudo foram selecionados diariamente durante o período de acesso das mulheres ao tratamento da fístula obstétrica nos hospitais. As mulheres com fístula foram entrevistadas em cada dia de consulta. Este método de amostragem foi utilizado porque o investigador principal só podia contactar as pacientes com fístula que estivessem facilmente acessíveis e disponíveis no centro de reparação. Utilizou-se uma amostragem selectiva, uma vez que se trata de um método de amostragem não-probabilístico. A amostragem selectiva foi preferida porque se concentra na seleção de participantes com o melhor conhecimento, experiência ou visão geral possível sobre o tópico de estudo (Hoepfl, 1997).

O estudo procurou obter uma amostra homogénea, selecionada propositadamente com o máximo de variação. Isto significa que a amostra foi selecionada com base em razões teóricas para ser uma amostra rica em informações (por exemplo, discussão focalizada apenas com doentes e, em seguida, outra discussão em grupo focal com cirurgiões).

3.5 Tamanho da amostra

A amostragem é um procedimento de seleção de uma parte da população sobre a qual se pode realizar uma investigação, o que garante que as conclusões do estudo podem ser generalizadas a toda a população. Uma vez que a população é grande, foi adotado o processo de amostragem. Para determinar o tamanho da amostra, foi utilizada uma técnica de amostragem aleatória com base no número médio de pacientes tratadas no Centro de Fístulas Gynocare, Eldoret, no condado de Uasin Gishu; no lar de idosos Cherangany, Kitale; no hospital de nível cinco de Kisii e no JOOTRH em Kisumu, por ano, que era de cerca de 177, o investigador utilizou a taxa de fístula estimada calculada por Mabeya (2003) para a zona rural de West Pokot, que é a possibilidade de haver uma taxa de fístula de 1 por 1000 partos. Assim, a fórmula utilizada para determinar a dimensão da amostra é a seguinte: n=z2pq/d2
N=a dimensão da amostra pretendida
Z=o desvio normal padrão (neste estudo, 1,96 corresponde ao IC 95%) P=a proporção na população-alvo com determinadas caraterísticas (0,1). Q=1,0-p
D=grau de precisão desejado (0,05) N= 1,962x0,1 (1,0-0. l)/0,052 n=177 Os participantes no estudo eram mulheres com fístula, enfermeiros, médicos, administradores e assistentes sociais dos quatro hospitais selecionados para o estudo. Este número foi arredondado para um mínimo de 177 inquiridos.

3.5.1 Critérios de inclusão e exclusão

Critérios de inclusão

Todas as mulheres com fístula que procuravam serviços de reparação no centro de reparação de fístulas no Gynocare Fistula Centre, Eldoret; no lar de idosos Cherangany,

Kitale; no centro de fístulas no hospital de nível cinco de Kisii e no JOOTRH em Kisumu e que estavam disponíveis durante o período do estudo e consentiram em participar no estudo. Apenas foram incluídos artigos centrados em populações de países com baixos rendimentos. Os tipos de estudos incluídos para revisão posterior incluíram relatos de casos, estudos comparativos, artigos de revistas, meta-análises, revisões e revisões sistemáticas.

Critérios de exclusão

Mulheres com fístula que procuravam serviços de reparação no centro de reparação de fístula no Centro de Fístula Gynocare, Eldoret, no condado de Uasin Gishu; no lar de idosos Cherangany, Kitale; no centro de fístula no hospital de nível cinco de Kisii e no JOOTRH em Kisumu e que não podiam dar informações. Entre estes, incluem-se os muito doentes, os surdos e os com perturbações mentais. Além disso, entre os critérios de exclusão estão as mulheres que sofreram fístula resultante de outras causas que não obstétricas, que podem incluir trauma devido a violação, malformação congénita, etc.

3.6 Recolha de dados Procedimento

Os dados foram recolhidos através de entrevistas aprofundadas utilizando um guia de entrevista semi-estruturado, entrevistas a informadores-chave, questionários e discussões em grupos de discussão. Outros dados foram recolhidos a partir de registos no Ministério da Saúde, no Centro de Fístula Gynocare, em Eldoret, no condado de Uasin Gishu; no lar de idosos Cherangany, em Kitale; no centro de fístula no hospital de nível cinco de Kisii e no JOOTRH em Kisumu. Um assistente de investigação tomou notas e traduziu o inglês para kiswahili. Antes da recolha de dados, o assistente de investigação recebeu formação sobre como tomar notas durante as discussões de grupo de foco e registar dados. O investigador tinha experiência na realização de entrevistas exploratórias e podia esclarecer respostas que parecessem ambíguas. Tanto o investigador como o assistente falavam a língua dos participantes. A tradução para inglês foi efectuada por um tradutor contratado.

Inglês/Kiswahili; no entanto, o investigador e o seu assistente leram-no para garantir que o conteúdo e a riqueza não se perdiam.

3.7 Gestão e análise de dados

Os dados brutos foram pré-codificados antes de serem introduzidos no pacote estatístico para cientistas sociais, para garantir a exaustividade e a exatidão da informação. Isto permitiu reduzir e organizar os dados para uma análise eficaz. A distribuição de frequências foi necessária para examinar o padrão de resposta a cada variável independente e dependente em estudo. Seis questões de investigação foram colocadas neste estudo e foram medidas de várias maneiras, com a utilização de tabelas, barras e gráficos de pizza, incluindo género, idade, estado civil, afiliações religiosas e níveis de educação e fontes de apoio para as mulheres vítimas de fístula. A recolha de dados utilizada no questionário e na entrevista foi analisada com recurso à estatística descritiva, envolvendo a utilização de tabelas, distribuição de frequências e percentagens na interpretação da perceção do inquirido sobre as questões levantadas no questionário, de modo a responder às perguntas da investigação. A estatística inferencial foi utilizada para examinar as relações entre as variáveis independentes e dependentes. A análise de correlação foi utilizada para determinar a relação entre as variáveis independentes e as variáveis dependentes. As hipóteses foram analisadas através do teste ANOVA, do Qui-quadrado e da análise de correlação.

3.8 Questões éticas

Creswell (2003) definiu a ética como a aplicação de princípios morais na interação com os outros, de modo a ser respeitoso e justo e a promover relações saudáveis. Foi pedida aprovação ética ao comité de ética do hospital universitário da Universidade de Moi. Foi obtida autorização para efetuar o estudo junto do Gynocare Fistula Centre, Eldoret, no condado de Uasin Gishu; do lar de idosos Cherangany, Kitale; do centro de fístulas do hospital de nível cinco de Kisii e do JOOTRH em Kisumu. Foi obtido um consentimento escrito informado de todos os inquiridos antes das entrevistas. A confidencialidade foi observada a todos os níveis através da utilização de números de identificação e não dos nomes dos inquiridos. Todos os dados recolhidos foram guardados a sete chaves. Os inquiridos eram livres de não participar no estudo. A participação ou a recusa em participar no estudo não implicou qualquer punição ou benefício. Além disso, todos os participantes foram informados do objetivo do estudo antes do início da recolha de dados. Foi-lhes pedido que assinassem um formulário de consentimento e foram informados de que a participação neste estudo era voluntária e que tinham o direito de se retirar do estudo em qualquer altura, sem necessidade de justificar a sua decisão. Foi-lhes assegurado que a retirada do estudo não afectaria de forma alguma o tratamento da fístula que receberiam na clínica. O assistente de investigação foi informado da sua responsabilidade ética no que respeita à confidencialidade. Foi obtida autorização dos quatro hospitais de fístulas da zona ocidental do Quénia para prosseguir com a recolha de dados.

CAPÍTULO 4

APRESENTAÇÃO DOS DADOS, ANÁLISE E RESULTADOS

4.1 Introdução

Neste capítulo, são apresentados os resultados, incluindo a informação de base da amostra do estudo. Esta secção analisa várias questões que surgiram durante as entrevistas e as discussões dos grupos de discussão. O capítulo centra-se na análise, interpretação e discussão dos resultados do estudo. O Statistical Package for Social Scientists (SPSS) foi utilizado para obter as estatísticas descritivas e inferenciais relevantes para este estudo. As conclusões do estudo foram apresentadas em temas e categorias que surgiram durante a análise. Estes temas incluíam: caraterísticas demográficas das mulheres que procuram acesso ao tratamento da fístula obstétrica nos hospitais, informação e sensibilização das doentes com fístula obstétrica sobre a sua condição, barreiras psicológicas que as doentes com fístula enfrentam quando procuram tratamento, barreiras físicas e geográficas que as doentes com fístula enfrentam quando procuram tratamento, barreiras socioeconómicas e culturais que as doentes com fístula enfrentam quando procuram tratamento e a influência de cirurgiões especializados em fístula no acesso das mulheres ao tratamento da fístula obstétrica no Quénia. As conclusões que respondem a estas questões e objectivos foram discutidas e comparadas com conclusões anteriores de outros estudos.

4.2 Análise descritiva das estatísticas da amostra

Esta secção do estudo centra-se na análise descritiva, na apresentação e na descrição dos resultados do estudo. Esta secção apresenta uma análise descritiva das barreiras que afectam o acesso das mulheres ao tratamento da fístula obstétrica na parte ocidental do Quénia. Nesta secção, são abordadas as caraterísticas demográficas das mulheres que procuram acesso ao tratamento da fístula obstétrica nos hospitais das áreas de estudo, a informação e a sensibilização das doentes com fístula obstétrica sobre o seu estado, as barreiras psicológicas que as doentes com fístula enfrentam quando procuram tratamento, as barreiras físicas e geográficas que as doentes com fístula enfrentam quando procuram tratamento e as barreiras socioeconómicas e culturais que as doentes com fístula enfrentam quando procuram tratamento. Além disso, foi também analisada a influência da escassez de instalações (pessoal com formação e equipamento) no acesso das mulheres ao tratamento obstétrico da fístula nos hospitais.

4.2.1 Dados demográficos das mulheres internadas com fístula obstétrica

Era fundamental procurar esta informação para conhecer os antecedentes dos inquiridos e relacioná-los com as barreiras que afectam o acesso das mulheres ao tratamento da fístula obstétrica na parte ocidental do Quénia. No estudo, foram administrados questionários, entrevistas e debates de grupos de reflexão a diferentes grupos de pessoas, devido às diferentes percepções que tinham sobre as barreiras que afectam o acesso das mulheres ao tratamento da fístula obstétrica na zona ocidental do Quénia. Entre as pessoas que responderam ao questionário, foram entrevistadas e os grupos de discussão incluíram: doentes com fístula, pessoal de enfermagem da enfermaria de fístula, ginecologista, médico, cirurgião de fístula e familiares de mulheres com fístula. A tabela seguinte mostra alguns dados demográficos dos inquiridos. A Tabela 4.1 apresenta estatísticas resumidas das caraterísticas sócio-demográficas das mulheres com fístula obstétrica.

Tabela 4.1 Caraterísticas demográficas das mulheres com fístula obstétrica

Characteristic		frequency	%
Level of Education	Primary/Secondary education	71	40.0
	No formal education	79	45.0
	Tertiary education	27	15.0
Marital status	Married	106	60.0
	Widow/Divorced	53	30.0
	Single	18	10.0
Age at interview	15 – 20yrs	133	75.0
	21– 70 yrs	44	25.0
Age at marriage:	>18	124	70.0
	≤18	53	30.0
Type of marriage:	Forced	41	23.0
	Arranged	39	22.0
	By choice	97	55.0
Age of first pregnancy:	Under 18 years	115	65.0
	Above 18 years	62	35.0
Occupation of respondents:	No	150	85.0
	Yes	27	15.0
Main source of income	Subsistence (peasant)	133	75.0
	Self employed (small retail)	35	20.0
	No source of income	9	5.0
Income per month	No income	30	16.9
	I don't know	97	54.9
	Less than 100ksh/day	32	18.0
	More than 100ksh/day	18	10.2
Place of residence	Rural	150	85.0

Urban	27	15.0
Distance to health Facility (hourly walk): One hour or less	92	52.0
More than 3 hours.	85	48.0
Number of years having a fistula: ≤1 yrs	117	66.0
1.1–3 yrs	53	30.0
≥3 yrs	7	4.0
Parity of women with OF Para 1 (primipara)	136	77.0
Para 2-6	41	23.0
Type of fistula: Vesicovaginal fistula	159	90.0
Rectovaginal fistula	14	8.0
Both	4	2.0
Number of antenatal visits during previous pregnancy: One	12	7.0
Two	12	7.0
Three	32	18.0
Four	72	41.0
More than four	37	21.0
None	7	4.0
Not sure	3	2.0
Person who attended the labor: Health personnel	106	60.0
Traditional birth attendant	71	40.0
The pregnancy in which fistula developed: First pregnancy	66	37.0
Second pregnancy	21	12.0
Third or above	90	51.0
Female genital mutilation (FGM): Not cut	9	5.0
Cut	168	95.0
Reported cause of fistula: Obstetric complications	124	70.0
Iatrogenic factors	53	30.0

Number of surgeries: One surgery	124	70.0
Two or over	53	30.0
Did a fistula affect your ability to work? Yes	119	67.0
No	58	33.0
Did fistula affect your social life?: Did not affect it much	44	25.0
I was divorced	18	10.0
My friends and relatives abandoned me	115	65.0
Experienced barriers to fistula treatment: Lack of money	59	33.3
Lack of health facility that performed fistula surgery	59	33.3
Lack of money combined with no health facility	32	18.3
Others	27	15.1
Waiting time for the repair surgery: Over one year	97	55.0
Within a year	80	45.0

Fonte: Dados do inquérito, 2017

Como mostra a Tabela 4.1, as caraterísticas sócio-demográficas das mulheres com FB. De acordo com o UNFPA (2003), "o nível de escolaridade é um importante determinante das oportunidades e do comportamento das pessoas. Estudos têm mostrado consistentemente que o nível de escolaridade tem fortes efeitos no comportamento reprodutivo, especialmente em questões relacionadas com a saúde materna". Assim, para obter informações sobre a educação como variável socioeconómica, todos os inquiridos foram questionados sobre o seu nível de escolaridade. Os resultados para esta questão foram os seguintes: 40,0% tinham ensino primário/secundário, 45,0% não tinham educação formal, enquanto 15,0% tinham ensino superior. Dos participantes no estudo, 60% eram casados, 30% eram divorciados ou viúvos, enquanto 10,0% eram solteiros. Dos participantes no estudo, 75% das mulheres tinham menos de 20 anos de idade, enquanto 25% tinham entre 21 e 70 anos. O estudo mostra que 70% dos participantes no estudo se casaram com menos de 18 anos de idade. Relativamente ao tipo de casamento, 23% foram casadas através de um casamento forçado, 22% por um casamento arranjado e 55% por escolha. Relativamente à idade da primeira gravidez, 65,0%

engravidaram com mais de 18 anos, enquanto 35,0% engravidaram com 18 anos ou menos. 15% das mulheres estavam empregadas e 85,0% estavam desempregadas

De acordo com a OMS (2006), na maioria dos estudos realizados a nível nacional e internacional sobre o problema da fístula obstétrica, os resultados revelaram que a maioria das mulheres e raparigas que vivem com este problema devastador provém de famílias com baixos rendimentos. Por esta razão, foi feita uma pergunta aos inquiridos sobre a sua fonte de rendimento. Foi-lhes perguntado se trabalhavam por conta de outrem ou por conta própria. A sua principal fonte de rendimento (75,0%) provinha da agricultura de subsistência. Este estudo mostrou que mais de 60% dos participantes não sabiam qual era o seu rendimento familiar. Os outros 25% não tinham qualquer rendimento e os restantes 15% dos participantes tinham um rendimento inferior a lOOksh por dia. A maioria dos participantes (85,0%) residia em zonas rurais, enquanto 15,0% viviam em zonas urbanas. Alguns dos inquiridos (52%) referiram que demoravam uma hora ou menos a caminhar até à unidade de saúde, enquanto 48% caminhavam mais de 5 horas. Dois terços das mulheres (66%) viviam com FB há 2-9 anos.

Relativamente à paridade das mulheres com fístula obstétrica, avaliámos a gravidade no momento da ocorrência da fístula entre as participantes no estudo. Verificou-se que houve maior incidência de fístula obstétrica nas mulheres primíparas, constituindo 77,0%, enquanto 23,0% eram para 2- 6. A maioria das participantes do estudo, 90,0%, tinha uma fístula vesicovaginal, 8,0% tinha uma fístula retovaginal e 2,0% tinha ambas. Quando questionadas sobre se as participantes já tinham engravidado depois de terem sofrido uma fístula, 70,0% referiram não ter engravidado novamente desde a altura em que a fístula foi mantida e, portanto, não tinham dado à luz qualquer criança. Mais de um terço das inquiridas (41%) foi à clínica pré-natal quatro vezes na gravidez mais recente que resultou no desenvolvimento de fístula obstétrica. Relativamente às suas experiências durante a consulta de ANC, a maioria das mulheres apreciou os conselhos/aconselhamento que lhes foram dados pelos profissionais de saúde. A maioria das participantes (60,0%) deu à luz com a ajuda de uma parteira tradicional, enquanto apenas 40,0% deram à luz com a ajuda do pessoal de saúde.

Quando questionadas sobre a gravidez em que a fístula se desenvolveu, 37% indicaram a primeira gravidez, 12% identificaram a segunda gravidez, enquanto 51,0% referiram a terceira ou mais. No que diz respeito à mutilação genital feminina (MGF), a maioria das participantes (95%) sofreu mutilação genital feminina (MGF). 70,0% das participantes no estudo referiram o parto obstétrico como a causa da sua fístula e 30,0% referiram causas iatrogénicas. O estudo mostra que a maioria dos inquiridos (70,0%) fez uma cirurgia. Quanto à questão de saber se a fístula afecta a sua capacidade de trabalho, dois terços (67,0%) referiram que a fístula afecta a sua capacidade de trabalho.

Quanto à questão de saber se a fístula afectava a vida social das pacientes, (65,0%) referiram que os amigos e familiares as abandonaram, (10,0%) referiram que se divorciaram, enquanto (25,0%) referiram que não as afectava muito. Um terço (33,3%) referiu que a falta de dinheiro era um obstáculo à realização da cirurgia de reparação da fístula; 33,3% não conheciam nenhum estabelecimento de saúde que pudesse efetuar a cirurgia de reparação da fístula, enquanto 18,1 experimentaram uma combinação de ambos. No que respeita ao tempo de espera para a cirurgia de reparação, 55,5% esperaram pela cirurgia durante mais de um ano, enquanto as restantes foram operadas no espaço de um ano.

4.3 Informação e sensibilização das doentes com fístula obstétrica

Avaliar a informação e a consciencialização das doentes com fístula obstétrica sobre a sua condição e o potencial de tratamento nos hospitais. Foi utilizada uma escala de Likert de 5 pontos para obter as suas respostas sobre as questões levantadas, variando entre 1=concordo totalmente, 2=concordo, 3=neutro, 4=discordo e 5=discordo totalmente. Uma avaliação das respostas ao questionário para cada um dos 0000 inquiridos participantes revelou os resultados apresentados no quadro 4.2 abaixo.

Table 4.2: Obstetric fistula patient's information and awareness						
Item	**Statement**	**SA**	**A**	**N**	**D**	**SD**
1	Women who suffer from obstetric fistula do not know what fistula is, that their condition is treatable	29%	36%	10%	10%	15%
2	Lack of information about fistula of where to get treatment.	36%	24%	18%	12%	10%
3	Perception that fistula was caused by a doctor	26%	29%	15%	18%	12%
4	Lack of community awareness on ability to treat fistula	25%	36%	9%	16%	14%
5	Fear of surgery	38%	24%	14%	17%	7%
6	In some communities fistula is believed to be a curse or a punishment from God	35%	28%	12%	15%	10%
7	Negative experiences especially related to nurse or physician abuse also play into the perceptions that militate against patient seeking treatment in hospitals	41%	16%	13%	16%	14%
8	Women with fistula and members of their community may also be misinformed about the causes of fistula	33%	41%	6%	12%	8%
Percentage mean		**33%**	**29%**	**12%**	**15%**	**11%**

Fonte: Dados do inquérito, 2017

Como mostra a tabela 4.2, um total cumulativo de 65% dos inquiridos concordaram que as mulheres que sofrem de fístula obstétrica não sabem o que é a fístula, que a sua condição é tratável e 25% discordaram. Um total cumulativo de 60% concordou com a falta de informação sobre a fístula e sobre onde obter tratamento, enquanto apenas 22% discordaram. Quanto à questão de saber se a perceção de que a fístula foi causada por um médico afecta a procura de acesso ao tratamento da fístula obstétrica em hospitais, o profissionalismo influencia o desempenho dos alunos na disciplina de biologia, 55% concordaram e 30% discordaram.

Quanto à questão de saber se a falta de sensibilização da comunidade para a capacidade de tratar a fístula pode ter influenciado as mulheres que procuram acesso ao tratamento da fístula obstétrica nos hospitais, o total acumulado dos inquiridos de 61% concordou, enquanto um total acumulado de 30% discordou. Quanto ao facto de o medo da cirurgia poder influenciar as mulheres que procuram acesso ao tratamento da fístula obstétrica, 62% dos inquiridos concordaram, enquanto um total cumulativo de 24% discordou.

Relativamente ao facto de, em algumas comunidades, se acreditar que a fístula é uma maldição ou um castigo de Deus, 63% concordaram, enquanto um total acumulado de 25% discordaram. Sobre se as experiências negativas, especialmente relacionadas com abusos de enfermeiros ou médicos, também contribuem para as percepções que militam contra a procura de tratamento nos hospitais, 57% concordaram, enquanto um total acumulado de 30% discordaram. Sobre se as mulheres com fístula e os membros da sua comunidade podem também estar mal informados sobre as causas da fístula, 74% dos inquiridos concordaram, enquanto um total acumulado de 20% discordou. Estes resultados das conclusões e o índice médio de respostas de 62% mostram que a maioria dos inquiridos na amostra do estudo concordou que a informação e a sensibilização das doentes com fístula obstétrica sobre a sua condição influenciam o acesso ao tratamento da fístula obstétrica nos hospitais e o potencial de tratamento nos hospitais.

Uma análise das respostas do programa de entrevistas relativas à informação e sensibilização das doentes com fístula obstétrica tendeu a concordar com os resultados do questionário. Estas opiniões foram ainda apoiadas pelo programa de entrevistas. A falta de conhecimento é uma barreira frequentemente mencionada na procura de tratamento para a fístula; muitas mulheres que sofrem de fístula obstétrica não sabem o que é a fístula, que a sua condição é tratável, ou onde obter tratamento. As mulheres com fístula e os membros da sua comunidade também podem estar mal informados sobre as causas da fístula. De acordo com o programa de entrevistas, nalgumas comunidades acredita-se que a fístula é uma maldição ou um castigo de Deus. Algumas mulheres que vivem com fístula acreditam que os médicos causaram fístulas durante os partos. Nas avaliações cruzadas, grandes proporções de mulheres acreditam que a fístula é infligida por Deus ou causada pelas acções de um médico. De acordo com o programa de entrevistas, é pouco provável que a mulher que vive com fístula esteja interessada em procurar tratamento numa unidade de saúde.

4.4 Barreira psicológica que as doentes com fístula enfrentam quando procuram

tratamento em hospitais

Para avaliar a barreira psicológica que as doentes com fístula enfrentam quando procuram tratamento nos hospitais, o investigador procurou obter as opiniões dos participantes inquiridos sobre a barreira psicológica. Foi utilizada uma escala de Likert de 5 pontos para obter as suas respostas sobre as questões levantadas, variando entre 1=discordo totalmente, 2=discordo, 3=neutro, 4=concordo e 5=concordo totalmente. Uma análise das respostas ao questionário e ao programa de entrevistas de cada um dos inquiridos revelou a informação apresentada na tabela 4.3.

Table 4.3 Psychological barrier that fistula patients face while seeking treatment in hospitals

No	Statements	SA	A	N	D	SD
1	Depression	33%	32%	15%	12%	8%
2	Loss of dignity and self-worth	23%	37%	11%	9%	20%
3	Anxiety	21%	38%	8%	13%	20%
4	Self Pity	36%	25%	14%	13%	17%
5	Stigmatization	24%	39%	11%	6%	20%
6	Loss of social support	22%	38%	10%	12%	18%
7	Social isolation	27%	37%	6%	12%	18%
8	Inability to sustain family	37%	39%	10%	4%	10%
9	Marriage Divorce or separation	39%	31%	15%	6%	9%
10	Lack of opportunities for get employment	49%	31%	4%	6%	10%
Percentage mean index		**31%**	**35%**	**10%**	**9%**	**15%**

Fonte: Dados do inquérito, 2017

Como se pode ver na tabela 4.3, foram indicadas dez barreiras psicológicas chave que as pacientes com fístula enfrentam quando procuram tratamento nos hospitais. Um total cumulativo de 65% dos inquiridos concordou que as doentes com fístula enfrentam depressão quando procuram tratamento nos hospitais. Um total cumulativo de 60% dos inquiridos concordou que as barreiras psicológicas, como a perda de dignidade e de autoestima, são enfrentadas quando procuram tratamento nos hospitais. Quanto à questão de saber se a

ansiedade para tratar a fístula pode ter influenciado as mulheres que procuram acesso ao tratamento da fístula obstétrica nos hospitais, um total acumulado de 59% dos inquiridos concordou, enquanto um total acumulado de 33% discordou. No que diz respeito às barreiras psicológicas, como a autocomiseração, que podem influenciar as mulheres que procuram acesso ao tratamento da fístula obstétrica nos hospitais, um total cumulativo de 61% dos inquiridos concordou. Um total cumulativo de 64% concordou que
A perda de apoio social para pacientes com fístula obstétrica pode ter influenciado as mulheres que procuram acesso a tratamento de fístula obstétrica em hospitais, enquanto apenas 26% discordaram. Quanto à questão de saber se a perda de apoio social para as doentes com fístula obstétrica pode ter influenciado as mulheres que procuram acesso ao tratamento da fístula obstétrica nos hospitais, um total cumulativo de 60% dos inquiridos concordou, enquanto um total cumulativo de 30% discordou

Quanto à questão de saber se o isolamento social da fístula obstétrica pode ter afetado as mulheres que procuram acesso ao tratamento da fístula obstétrica nos hospitais, um total cumulativo de 64% dos inquiridos concordou e um total cumulativo de 30% discordou. Quanto ao facto de a incapacidade de sustentar a família poder ter perturbado as mulheres que procuram acesso ao tratamento da fístula obstétrica nos hospitais, 76% concordaram e 14% discordaram. Quanto ao facto de o casamento, o divórcio ou a separação das pacientes com fístula obstétrica dos seus maridos afetar as mulheres que procuram acesso ao tratamento da fístula obstétrica nos hospitais, um total cumulativo de 70% dos inquiridos concordou e um total cumulativo de 15% discordou. Quanto à questão de saber se a falta de oportunidades de emprego para as doentes com fístula obstétrica afecta as mulheres que procuram acesso ao tratamento da fístula obstétrica, um total cumulativo de inquiridos de 80% concordou, enquanto um total cumulativo de 16% discordou. O índice médio de respostas de 66% indica que a maioria dos inquiridos concordou com os factores da barreira psicológica que as pacientes com fístula enfrentam quando procuram tratamento em hospitais na parte ocidental do Quénia. É a combinação e a acumulação destas barreiras que afectam as mulheres que procuram acesso ao tratamento da fístula obstétrica.

O exame das respostas ao programa de entrevistas sobre as barreiras psicológicas que as doentes com fístula enfrentam quando procuram tratamento em hospitais para familiares de mulheres com fístula, enfermeiros na enfermaria de fístula, ginecologistas, cirurgiões hospitalares e médicos. As respostas ao programa de entrevistas coincidiram com os resultados do questionário. As barreiras psicológicas foram citadas com a mesma frequência que outras barreiras, pelo que continuam a ser factores importantes que podem influenciar as decisões de uma mulher na procura de cuidados. Numerosos estudos revelam que as mulheres com fístula obstétrica têm uma prevalência desproporcionadamente elevada de depressão (Goh et Os investigadores acreditam que esses sintomas psicológicos podem inibir a ação e a motivação das mulheres para procurarem tratamento.

4.5 Barreiras físicas e geográficas que os doentes com fístula enfrentam enquanto

procura de tratamento

Para avaliar as barreiras físicas e geográficas que os doentes com fístula enfrentam quando procuram tratamento nos hospitais, o investigador procurou conhecer os pontos de vista dos inquiridos participantes sobre a barreira psicológica. Este estudo procura investigar se estas barreiras físicas e geográficas podem afetar negativamente a capacidade das mulheres com FVF/FVR para procurarem tratamento no contexto social da parte ocidental do Quénia. À semelhança das nossas conclusões, as barreiras físicas e geográficas têm sido apontadas como uma das barreiras mais comuns e mais documentadas que as doentes com fístula enfrentam quando procuram tratamento nos hospitais, sobretudo as mulheres em contextos de poucos recursos.

A escala de Likert de 5 pontos do questionário foi usada para obter as suas respostas sobre as questões levantadas, variando de l=discordo fortemente, 2=discordo, 3=Neutro, 4=concordo e 5=concordo fortemente. Um exame das respostas ao questionário e ao programa de entrevistas relativas às barreiras físicas e geográficas que as pessoas com fístula enfrentam quando procuram tratamento nos hospitais, para cada um dos inquiridos, revelou a informação apresentada na tabela 4.4.

Table 4.4 Physical and geographical barriers that fistula patients face while seeking treatment in hospitals						
No	**Statements**	**SA**	**A**	**U**	**D**	**SD**
1	Lack of transportation	30%	31%	19%	12%	8%
2	Cost of travel and accommodation is high	39%	31%	8%	19%	3%
3	Pain and discomfort	33%	42%	15%	6%	4%
4	Surgeons are far away and repairs are rarely at local hospitals	39%	31%	20%	7%	3%
5	Living in a rural location without nearby health services	43%	21%	8%	10%	8%
6	Most hospitals capable of performing repairs are in urban areas	44%	36%	6%	8%	6%
7	Poor condition of roads	36%	30%	10%	19%	5%
8	Rugged physical landscape	25%	27%	20%	18%	10%
9	Long distance to health facility	34%	31%	15%	15%	5%
10	Unable to take public transit (smell, leaking)	45%	35%	7%	6%	7%
	Percentage mean index	**30%**	**32%**	**17%**	**12%**	**9%**

Fonte: Dados do inquérito, 2017

No que respeita ao comportamento de procura de saúde, pode argumentar-se que o transporte tem uma profunda influência na capacidade das pessoas para, entre outras coisas, participarem em programas que visam o tratamento e a melhoria da sua saúde. Como mostra a tabela 4.4, um total cumulativo de 61% dos inquiridos concordou que a falta de transporte afecta a capacidade das mulheres VVF/RVF para procurar tratamento e 20% discordou. Um total cumulativo de 70% dos inquiridos concordou que o custo da viagem e do alojamento é elevado e afecta a capacidade das mulheres com fístula obstétrica para procurar tratamento. Um total acumulado de 75% concordou que as mulheres com fístula obstétrica sentem dor e desconforto e que isso afecta a sua capacidade de procurar tratamento, enquanto apenas 10% discordaram. Quanto ao facto de os cirurgiões estarem longe e as reparações das mulheres com fístula obstétrica raramente serem feitas nos hospitais locais, um total cumulativo de 70% dos inquiridos concordou e 10% discordou. Viver numa zona rural sem serviços de saúde próximos

Relativamente ao facto de as mulheres com fístula obstétrica residirem numa zona rural e terem acesso limitado a instalações de saúde sem serviços de saúde próximos que possam oferecer reparações de fístula obstétrica, um total cumulativo de 64% dos inquiridos concordou e 18% discordou. Os resultados da investigação mostraram que a maioria das mulheres que desenvolveram fístula tendiam a viver em zonas rurais, com acesso limitado a instalações de saúde que pudessem oferecer reparações de fístula obstétrica de alta qualidade. As mulheres com fístula obstétrica percorrem longas distâncias até às unidades de saúde e têm falta de recursos. Um total cumulativo de 65% dos inquiridos concordou e um total cumulativo de 30% discordou. As longas distâncias até às unidades sanitárias e a falta de serviços de prestação de cuidados de saúde de qualidade aumentam os atrasos na obtenção de cuidados de qualidade em caso de complicações durante a reparação da fístula obstétrica.

Quanto à questão de saber se o mau estado das estradas afecta a capacidade das mulheres FML/FRV de procurarem tratamento no ambiente social da parte ocidental do Quénia, um total acumulado de 66% dos inquiridos concordou, enquanto um total acumulado de 14% discordou. A fraca segurança rodoviária, especialmente à noite, agrava ainda mais o problema das deslocações. Um agente comunitário de saúde explicou que os condutores que se deslocam de partes remotas do distrito hesitam frequentemente em transportar doentes à noite por receio de se depararem com assaltantes armados. Em algumas destas comunidades, nenhum veículo sai da aldeia depois das 18 horas. Para complicar ainda mais o fator limitante das más estradas, as capacidades de transporte da maioria dos hospitais de referência que podem efetuar reparações situam-se nas zonas urbanas. Um total cumulativo de inquiridos de 80% concordou, enquanto um total cumulativo de 14% discordou que a maioria dos hospitais capazes de efetuar reparações se encontram em zonas urbanas.

Quanto à questão de saber se a paisagem física acidentada afecta a capacidade das mulheres com FVF/FVR de procurarem tratamento, um total cumulativo de 52% dos inquiridos concordou, enquanto um total cumulativo de 28% discordou. As responsabilidades assumidas pelo condutor do veículo ao ajudar a transportar uma doente com fístula obstétrica devem-se à paisagem física acidentada. Estas incluem danos físicos no seu veículo como resultado da paisagem física acidentada. Quanto ao facto de as mulheres com fístula obstétrica não poderem utilizar os transportes públicos devido ao cheiro e à perda de urina, um total cumulativo de inquiridos de 80% concordou, enquanto um total cumulativo de 13% discordou. As razões mais importantes apresentadas pelas mulheres para uma diminuição tão significativa do número de mulheres que procuram tratamento nos hospitais vão desde o mau cheiro entre as mulheres com fístula, o facto de as pessoas se rirem delas e a falta de vontade do mergulhador ou do proprietário do veículo em ajudar a transportar uma doente com fístula.

Os resultados mostram que a maioria dos inquiridos na amostra do estudo concordou que as mulheres com OF enfrentavam barreiras físicas e geográficas adversas quando procuravam tratamento no hospital, o que afectava o seu comportamento de procura de saúde. O índice médio de respostas de 62% indica que a maioria dos inquiridos concordou que as mulheres com OF enfrentavam barreiras físicas e geográficas adversas quando procuravam tratamento no hospital. É a combinação e a acumulação destas barreiras físicas e geográficas que afectam o comportamento de procura de saúde das mulheres com OF nos hospitais.

A análise das respostas às entrevistas sobre as barreiras físicas e geográficas que as doentes com fístula enfrentam quando procuram tratamento nos hospitais coincidiu com as conclusões do questionário. No âmbito da acessibilidade geográfica, foram identificados dois subtemas principais: custos indirectos de transporte e meios de transporte disponíveis. Os investigadores referiram como desafios ao acesso físico e geográfico a nível individual ou do agregado familiar a falta de transporte ou a falta de dinheiro para os custos associados ao transporte. Estas dificuldades podem atrasar ou impedir as mulheres de procurar cuidados obstétricos adequados, quando a situação o exige. A localização dos serviços foi amplamente citada com a mesma frequência que outras barreiras que impedem a utilização dos cuidados de saúde obstétricos, uma vez que as mulheres muitas vezes não querem ou não podem percorrer as distâncias necessárias para aceder aos serviços

Relativamente às respostas às entrevistas sobre a perspetiva do sistema de saúde, as barreiras que impedem os cuidados de saúde obstétricos estão relacionadas com a má localização das instalações de saúde obstétrica e o número inadequado de instalações necessárias. Quando existem impedimentos obstétricos, a dificuldade em aceder e receber cuidados obstétricos de emergência pode contribuir para uma elevada taxa de mortalidade materna e perinatal. O acesso geográfico limitado aos cuidados de saúde está relacionado com a distância física entre as unidades de saúde e a residência dos utentes, a disponibilidade de meios de transporte e os custos indirectos adquiridos para chegar à unidade de saúde pretendida. Foi sugerido que o número mínimo aceitável de instalações de cuidados obstétricos de emergência é de, pelo menos, cinco instalações por 500 000 habitantes (incluindo, pelo menos, uma instalação completa); no entanto, em povoações dispersas, o mínimo pode ter de ir mais além. As respostas às entrevistas dos profissionais de saúde nos quatro hospitais estudados mostraram que, embora a cobertura dos serviços de cuidados obstétricos de emergência fosse inadequada em várias zonas da parte ocidental do Quénia, particularmente nas zonas remotas/rurais, a pobreza continua a ser uma limitação importante no acesso aos cuidados obstétricos, devido à incapacidade de pagar os custos de transporte. As respostas às entrevistas de familiares de mulheres com fístula, ginecologistas, cirurgiões hospitalares e médicos indicaram que as mulheres mais pobres percorriam distâncias mais longas para chegar às unidades de saúde. De acordo com os vários investigadores, o tempo médio estimado entre o início da complicação obstétrica grave mais comum (hemorragia pós-parto) e a morte é de 2 horas e de 12 horas para a hemorragia anteparto, na ausência de intervenções médicas.

4.6 Barreiras socioeconómicas que as doentes com fístula enfrentam quando procuram tratamento para a fístula obstétrica

Determinar as barreiras socioeconómicas que as doentes com fístula enfrentam quando procuram tratamento para a fístula obstétrica nos hospitais. Esta informação foi primordial porque esclareceu as causas do atraso na procura de tratamento enquanto se desenvolve uma fístula na paciente. Um exame das respostas ao questionário para cada um dos 177 inquiridos revelou os dados na tabela 4.5 abaixo.

Table 4.5 Socio-economic barriers that fistula patients face while seeking treatment of obstetric fistula						
No	**Statements**	**SA**	**A**	**U**	**D**	**SD**
1	Isolation	40%	31%	19%	8%	2%
2	Abandonment or divorce from husband	40%	29%	11%	12%	8%
3	Patients unable to find someone who would accompany them	35%	20%	15%	16%	14%
4	Loss of, or lack of, social support	44%	33%	13%	3%	7%
5	Embarrassed to go to a hospital because of smell	52%	22%	7%	10%	9%
6	Relatives hide the presence of a family member with fistula	34%	31%	15%	9%	11%
7	Limited household resources/income present a substantial barrier for fistula patients	28%	42%	10%	12%	8%
8	Poverty and cannot afford quality health care	35%	25%	20%	18%	2%
9	Lost job & cannot afford quality health care	37%	33%	15%	7%	8%
10	Costs of services were a deterrent to obstetric care utilization for some fistula patients	38%	33%	9%	11%	9%
	Percentage mean index	**38%**	**30%**	**13%**	**11%**	**8%**

Fonte: Dados do inquérito, 2017

A Tabela 4.5 acima mostra as barreiras socioeconómicas que as pacientes de fístula enfrentam quando procuram tratamento para a fístula obstétrica nos hospitais. Sobre se as mulheres com fístula obstétrica enfrentam o isolamento quando procuram tratamento para a fístula obstétrica nos hospitais, um total cumulativo de inquiridos de 71% concordou, enquanto um total cumulativo de 10% discordou. Sobre se o abandono ou o divórcio do marido afecta a capacidade das mulheres com FQ/FRV para procurar tratamento, um total cumulativo de 69% dos inquiridos concordou, enquanto um total cumulativo de 20% discordou. Se o facto de as mulheres com fístula obstétrica não conseguirem encontrar alguém que as acompanhe afecta a capacidade de as mulheres com fístula obstétrica procurarem tratamento, um total cumulativo de 55% dos inquiridos concordou, enquanto um total cumulativo de 30% discordou.

Quanto ao facto de a perda ou falta de apoio social das mulheres com fístula obstétrica afetar a capacidade de procurar tratamento, um total cumulativo de 77% dos inquiridos concordou, enquanto um total cumulativo de 10% discordou. Quanto ao facto de as mulheres com fístula obstétrica terem demasiada vergonha de ir a um hospital por causa do seu próprio cheiro, um total cumulativo de 74% dos inquiridos concordou, enquanto um total cumulativo de 19% discordou. Quanto ao facto de os familiares esconderem a presença de um membro da família com fístula obstétrica para não procurarem tratamento, um total cumulativo de 65% dos inquiridos concordou, enquanto um total cumulativo de 20% discordou.

Quanto ao facto de os recursos/rendimentos limitados do agregado familiar constituírem uma barreira substancial para as doentes com fístula procurarem tratamento, um total cumulativo de inquiridos de 70% concordou, enquanto um total cumulativo de 20% discordou. Quanto ao facto de a pobreza das mulheres com fístula obstétrica lhes negar cuidados de saúde de qualidade a preços acessíveis, um total cumulativo de inquiridos de 60% concordou, enquanto um total cumulativo de 20% discordou.

Sobre se a perda de emprego das mulheres com fístula obstétrica lhes negava cuidados de saúde de qualidade a preços acessíveis, um total cumulativo de inquiridos de 70% concordou, enquanto um total cumulativo de 15% discordou. Conforme demonstrado no estudo, as mulheres referiram que não estavam envolvidas em actividades remuneradas. Verifica-se uma diminuição da participação das mulheres com OF em actividades geradoras de rendimentos.

Relativamente ao facto de os custos dos serviços serem um impedimento à utilização de cuidados obstétricos para algumas doentes com fístula, um total acumulado de inquiridos de 71% concordou, enquanto um total acumulado de 20% discordou. Os resultados mostram que a maioria dos inquiridos na área de estudo concordou que as mulheres com FQ enfrentavam barreiras socioeconómicas adversas quando procuravam tratamento para a fístula obstétrica, o que afectava as suas acções de procura de cuidados de saúde. O índice médio de respostas de 68% indica que a maioria dos inquiridos concordou que as mulheres com FO enfrentavam barreiras socioeconómicas adversas quando procuravam tratamento para a fístula obstétrica no hospital. É a combinação e a acumulação destes factores socioeconómicos que afectam as medidas de procura de saúde por parte das mulheres com fístula obstétrica nos hospitais.

O elevado número de respostas a entrevistas de profissionais de saúde, em particular familiares de mulheres com fístula, ginecologistas, cirurgiões hospitalares e médicos, que citam barreiras sociais, indica que muitas mulheres experimentam vários graus de estigma social que podem impedi-las de procurar cuidados. As mulheres que sofrem de fístula referem sentir-se isoladas ou abandonadas pelos maridos, famílias ou comunidades, sem ninguém que as acompanhe às instalações de tratamento. As barreiras sociais também podem contribuir para as barreiras financeiras; as mulheres que são abandonadas pelos seus maridos e famílias podem ter mais dificuldade em obter fundos para financiar o procedimento ou os custos de transporte.

Estas respostas às entrevistas dos profissionais de saúde nos quatro hospitais estudados mostraram que as barreiras financeiras foram as mais frequentemente mencionadas neste estudo. Muitos dos entrevistados referiram que as mulheres enfrentam barreiras quando tentam aceder ao tratamento da fístula porque o procedimento é demasiado dispendioso.

De acordo com os cirurgiões hospitalares entrevistados, o custo médio aproximado para tratar a fístula obstétrica é de 500 dólares americanos, incluindo a cirurgia, os cuidados pós-operatórios e a reabilitação. Esta estimativa de custos baseia-se nos custos médios registados em vários hospitais dos países da África Oriental. Os custos e a duração da hospitalização podem variar consoante o grau de complicação da fístula.

4.7 Barreiras culturais que as doentes com fístula obstétrica enfrentam quando procuram tratamento nos hospitais

Determinar as barreiras culturais que as doentes com fístula enfrentam quando procuram tratamento para a fístula obstétrica nos hospitais. Foi usada uma escala de Likert de 5 pontos do questionário para obter as suas respostas sobre as questões levantadas, variando de 1=discordo totalmente, 2=discordo, 3=Neutro, 4=concordo e 5=concordo totalmente com as afirmações sobre as barreiras culturais que as pacientes com fístula enfrentam quando procuram tratamento para a fístula obstétrica nos hospitais. Um exame das respostas ao questionário para cada um dos 80 inquiridos revelou os dados na tabela 4.6 abaixo.

Table 4.6 Cultural barriers that fistula patients face while seeking treatment of obstetric fistula in hospitals						
NO	**Statements**	**SA**	**A**	**N**	**D**	**SD**
1	Societal male dominance	30%	35%	15%	8%	12%
2	Domestic responsibility	22%	38%	18%	8%	14%
3	Practice of wife seclusion	34%	36%	10%	8%	12%
4	Male control of money	32%	23%	15%	12%	18%
5	Requiring permission from husbands to seek care	27%	33%	10%	10%	20%
6	Other forms of gender power imbalance	32%	28%	15%	12%	13%
7	Negative attitudes about medical clinics or doctors	37%	25%	18%	7%	13%
8	Restrictions on female mobility	27%	40%	10%	8%	15%
9	Reliance on traditional medicine	36%	35%	9%	5%	15%
10	Belief that hospitals are places where people go to die	38%	32%	8%	9%	13%
Percentage mean index		**31%**	**32%**	**13%**	**9%**	**15%**

Fonte: Dados do inquérito, 2017

Com base nas respostas dos inquiridos, como mostra a tabela 4.6, um total cumulativo de 65% concorda que a dominância social masculina influencia o contexto em que as barreiras culturais que as pacientes de fístula enfrentam quando procuram tratamento para a fístula obstétrica. Um total cumulativo de 60% concorda que a responsabilidade doméstica afecta as pacientes de fístula obstétrica enquanto procuram tratamento, enquanto apenas 22% discordam. Quanto à questão de saber se a prática da reclusão da esposa afecta as pacientes de fístula quando procuram tratamento, 70% concordam e 20% discordam. Quanto à questão de saber se o controlo masculino do dinheiro afecta as pacientes de fístula obstétrica quando procuram tratamento, um total acumulado de 55% concorda e um total acumulado de 20% discorda. Quanto ao facto de a exigência de autorização dos maridos para procurar tratamento influenciar as pacientes com fístula obstétrica, 60% concordam e um total cumulativo de 30% discordam. Relativamente a outras formas de desequilíbrio de poder entre os géneros, 60% concordam, enquanto um total acumulado de 25% discorda. No que diz respeito à questão de saber se as atitudes negativas em relação às clínicas médicas ou aos médicos afectam a atitude das pacientes de fístula obstétrica quando procuram tratamento, 62% concordam, enquanto um total acumulado de 20% discorda.

Quanto à questão de saber se as restrições à mobilidade das mulheres afectam a face das pacientes com fístula obstétrica enquanto procuram tratamento, um total cumulativo de 67% dos inquiridos concordou, enquanto um total cumulativo de 23% discordou. Quanto à questão de saber se a confiança na medicina tradicional e nos remédios caseiros afecta a face das doentes com fístula obstétrica quando procuram tratamento, um total cumulativo de 71% dos inquiridos concordou, enquanto um total cumulativo de 20% discordou. Quanto à questão de saber se a crença de que os hospitais são locais onde as pessoas vão para morrer afecta a atitude das doentes com fístula obstétrica quando procuram tratamento, um total cumulativo de inquiridos de 70% concordou, enquanto um total cumulativo de 21% discordou. Estes resultados mostram que a maioria dos inquiridos na área de estudo concordou que as barreiras culturais afectam as doentes com fístula quando procuram tratamento para a fístula obstétrica nos hospitais. O índice médio de respostas de 63% indica que a maioria dos inquiridos concordou que as barreiras culturais afectam as doentes com fístula quando procuram tratamento para a fístula obstétrica nos hospitais.

Estas opiniões foram ainda apoiadas pelo programa de entrevistas. Os profissionais de saúde do programa de entrevistas, em particular os familiares de mulheres com fístula, ginecologistas, cirurgiões hospitalares e médicos, citaram as barreiras culturais que as doentes com fístula enfrentam quando procuram tratamento para a fístula obstétrica nos hospitais, que incluem o domínio social masculino, e que podem atuar como barreiras aos cuidados de algumas mulheres. Em algumas culturas (por exemplo, no Quénia Ocidental), existe uma necessidade social de que as capacidades reprodutivas das mulheres estejam sob estrito controlo masculino. Quando uma mulher com fístula não tem capacidade de tomar decisões, o facto de haver instalações ou transporte disponíveis pode não ser importante, pois ela pode não ter acesso ao tratamento. O domínio masculino influencia o comportamento reprodutivo e de procura de cuidados de saúde das mulheres. As barreiras culturais incluem atitudes negativas em relação a clínicas médicas ou médicos, e a confiança em medicamentos tradicionais ou remédios caseiros.

4.8 Em que medida a escassez de instalações afecta as doentes com fístula obstétrica

procura de tratamento em hospitais

Investigar a influência da escassez de instalações (pessoal formado e equipamento) no acesso das mulheres ao tratamento da fístula obstétrica nos hospitais. A escassez de instalações contribui para o elevado número de mulheres que necessitam de reparação, especialmente nas zonas rurais. Foi utilizado um questionário de escala de Likert de 5 pontos para obter as suas respostas sobre as questões levantadas, variando entre l=discordo totalmente, 2=discordo, 3=neutro, 4=concordo e 5=concordo totalmente. Uma avaliação das respostas ao questionário para cada um dos 177 inquiridos participantes revelou os resultados apresentados na tabela 4.7 abaixo.

Table 4.7 Extent at which facility shortages (trained personnel and equipment) affect women access to obstetric fistula treatment in hospitals

Item	Statements	SA	A	N	D	SD
1	Shortages of trained specialized surgeons	34%	33%	13%	11%	9%
2	Limited availability of operating rooms, equipment and supplies for repairs	31%	29%	15%	14%	11%
3	Shortages of highly skilled medical staff to address clinical emergencies.	24%	46%	5%	13%	12%
4	Location/availability of clinics.	27%	25%	18%	7%	13%
5	Underutilization, absence or inadequate maternal health services	37%	23%	17%	10%	13%
6	Poor staff knowledge about emergency obstetric care	38%	24%	13%	10%	15%
7	Administrative delays and clinical mismanagement	27%	26%	19%	17%	13%
8	Long waiting times present a challenge to accessing health facility-based services	39%	31%	15%	8%	7%
9	No electricity at hospital	33%	18%	8%	20%	21%
10	Insufficient repair resources	31%	33%	6%	19%	11%
Percentage mean index		**31%**	**29%**	**13%**	**14%**	**13%**

Fonte: Dados do inquérito, 2017

O estudo também procurou descobrir em que medida a escassez de instalações (pessoal formado e equipamento) afecta o acesso das mulheres ao tratamento da fístula obstétrica nos hospitais. Dos resultados, um total cumulativo de 67% dos inquiridos concorda que a escassez de médicos e cirurgiões especializados com formação afecta o acesso das mulheres ao tratamento da fístula obstétrica nos hospitais, enquanto apenas 20% discordam. Quanto à questão de saber se a disponibilidade limitada de salas de operações, equipamento, instalações e material para reparações afecta o acesso das mulheres ao tratamento da fístula obstétrica nos hospitais, apenas 20% discordam.
tratamento da fístula obstétrica nos hospitais, 60% concordaram, enquanto um total cumulativo de 25% discordaram.

Quanto à questão de saber se a escassez de pessoal médico altamente qualificado para fazer face a emergências clínicas afecta o acesso das mulheres ao tratamento da fístula obstétrica nos hospitais, um total cumulativo de inquiridos de 70% concordou, enquanto um total cumulativo de 25% discordou. Quanto ao facto de a localização/disponibilidade de clínicas afetar o acesso das mulheres ao tratamento da fístula obstétrica nos hospitais, um total cumulativo de inquiridos de 52% concordou, enquanto um total cumulativo de 20% discordou. Quanto ao facto de a subutilização, ausência ou inadequação dos serviços de saúde materna afectarem o acesso das mulheres ao tratamento da fístula obstétrica nos hospitais, 70% dos inquiridos concordam, enquanto um total acumulado de 23% discorda.

Quanto ao facto de os conhecimentos deficientes do pessoal sobre cuidados obstétricos de emergência e o conteúdo dos serviços de aconselhamento de cuidados pré-natais afectarem o acesso das mulheres ao tratamento da fístula obstétrica nos hospitais, 62% concordam, enquanto um total acumulado de 25% discordam. Quanto à questão de saber se os atrasos administrativos e a má gestão clínica afectam o acesso das mulheres ao tratamento da fístula obstétrica nos hospitais, 53% concordam, enquanto um total acumulado de 30% discordam. Quanto ao facto de os longos tempos de espera constituírem um desafio para o acesso aos serviços baseados nas unidades de saúde afectarem o acesso das mulheres ao tratamento da fístula obstétrica nos hospitais, 70% concordam, enquanto um total acumulado de 15% discordam.

Quanto à questão de saber se a indisponibilidade de eletricidade no hospital afecta o acesso das mulheres ao tratamento da fístula obstétrica nos hospitais, um total cumulativo de inquiridos de 51% concordou e um total cumulativo de 41% discordou. Quanto ao facto de a insuficiência de recursos para a reparação da fístula obstétrica afetar o acesso das mulheres ao tratamento da fístula obstétrica nos hospitais, um total cumulativo de inquiridos de 64% concordou, enquanto um total cumulativo de 30% discordou.

Os resultados mostram que a maioria dos inquiridos concordou que a falta de instalações é uma barreira significativa que afecta as pacientes de fístula quando procuram tratamento para a fístula obstétrica nos hospitais. A escassez de instalações implica a escassez de médicos, cirurgiões formados e outro pessoal, para além da escassez das próprias instalações, bem como de equipamento e material. Estas carências contribuem para o elevado número de mulheres que necessitam de reparação, especialmente nas zonas rurais da parte ocidental do Quénia. O índice médio de respostas de 60% indica que a maioria dos inquiridos concordou que a escassez de instalações afecta as doentes com fístula quando procuram tratamento para a fístula obstétrica nos hospitais.

Estas opiniões foram confirmadas pelo programa de entrevistas. Os profissionais de saúde do programa de entrevistas, principalmente familiares de mulheres com fístula, ginecologistas, cirurgiões hospitalares e médicos, mencionaram a escassez de instalações como barreiras significativas que afectam o acesso das mulheres ao tratamento da fístula obstétrica nos hospitais.

Além disso, a maioria dos inquiridos (familiares de mulheres com fístula, ginecologistas, cirurgiões hospitalares e médicos) no Centro de Fístula de Gynocare, no lar de idosos de Cherangany, no hospital de nível cinco de Kisii e no JOOTRH em Kisumu indicaram que as mulheres têm menos acesso a cuidados cirúrgicos adequados para reparação devido à fraca disponibilidade de unidades de saúde com serviços de reparação e à falta de formação cirúrgica para a reparação de fístulas. Acrescem ainda as grandes distâncias até às unidades de saúde, o elevado custo das deslocações até às unidades e os elevados custos dos serviços. Para além disso, as mulheres podem não saber que existe tratamento disponível, ou podem não ter poder de decisão e atitudes para procurar cuidados. Além disso, devido à grande acumulação de mulheres que necessitam de reparação e à disponibilidade limitada de cirurgiões e de pessoal, as mulheres podem ter de esperar muito tempo até terem acesso ao tratamento da fístula obstétrica nos hospitais

4.9 Medidas de associação entre variáveis

Para estabelecer a relação entre as caraterísticas demográficas das mulheres com fístula, a informação e a sensibilização das pacientes com fístula obstétrica, as barreiras psicológicas, as barreiras físicas e geográficas, as barreiras socioeconómicas e culturais, a escassez de instalações e o acesso das mulheres ao tratamento da fístula obstétrica, a resposta média para cada um dos inquiridos da amostra foi calculada para cada um dos itens sobre o acesso das mulheres ao tratamento da fístula obstétrica, por um lado, e os itens sobre as barreiras que afectam o acesso das mulheres ao tratamento da fístula obstétrica, por outro. Foi então efectuada uma análise de correlação, um teste de qui-quadrado e um teste ANOVA entre as respostas relativas à variável independente e as relativas à variável dependente. Os resultados deste teste são apresentados nos pontos 4.8 a 4.15 abaixo.

4.9.1 A relação entre as caraterísticas demográficas das mulheres com fístula obstétrica e o acesso ao tratamento da fístula obstétrica nos hospitais

O estudo analisou a relação entre as caraterísticas demográficas das mulheres com fístula obstétrica e o acesso ao tratamento da fístula obstétrica nos hospitais. A hipótese era que: *Não existe uma relação significativa entre as caraterísticas demográficas das mulheres e o acesso ao tratamento da fístula obstétrica.* Para estabelecer a relação entre as caraterísticas demográficas das mulheres com fístula obstétrica e o acesso ao tratamento da fístula obstétrica nos hospitais, foi utilizada a análise de variância (ANOVA). A ANOVA foi utilizada para determinar quanto da variação da perceção das mulheres com fístula obstétrica e do acesso ao tratamento da fístula obstétrica nos hospitais é explicada pela manipulação das caraterísticas demográficas. Os resultados são os apresentados na tabela 4.8.

Table 4.8: Comparação das caraterísticas demográficas das mulheres com fístula obstétrica com o acesso ao tratamento da fístula obstétrica nos hospitais

			Sum of Squares	df	Mean Square	F	Sig
Mode	1	Regression	138.213	1	138.213	250.572	.000
		Residual	168.787	175	.552		
		Total	307.000	176			

a. Preditores: Caraterísticas demográficas das mulheres com fístula obstétrica b. Dependente: Acesso a tratamento de fístula obstétrica em hospitais

Fonte: Dados do inquérito, 2017

Como se pode ver na tabela, F (1,306) = 250,572, p<0,001. Uma vez que p<0,001, o valor F= 250,572 é altamente significativo. Assim, é muito pouco provável que tenha acontecido por acaso. Os resultados mostram que a variação no acesso ao tratamento da fístula obstétrica nos hospitais é claramente explicada pela manipulação das caraterísticas demográficas das mulheres com fístula obstétrica. Os resultados mostram que os fenómenos demográficos afectam o comportamento social e económico dos inquiridos. Por conseguinte, isso implica que os baixos níveis de sucesso académico determinam, em grande medida, os níveis de ocupação e de rendimento das utentes neste estudo, o que, por sua vez, afecta o acesso das mulheres ao tratamento da fístula obstétrica na parte ocidental do Quénia.

Para determinar ainda mais a natureza da relação entre as caraterísticas demográficas das mulheres com fístula obstétrica e o acesso ao tratamento da fístula obstétrica nos hospitais, foi efectuada uma análise de regressão linear múltipla para cada conjunto de variáveis, nomeadamente: Preditores Constante (caraterísticas demográficas das mulheres com fístula obstétrica) e Variável Dependente (acesso ao tratamento da fístula obstétrica nos hospitais). Os resultados são apresentados na tabela 4.9 abaixo.

Tabela 4.9: Regressão do acesso ao tratamento da fístula obstétrica nos hospitais às caraterísticas demográficas das mulheres com fístula obstétrica

			Unstandardized Coefficients		Standardized Coefficients	t	Sig
			B	Std. Error	Beta		
Mode	1	(Constant)	1.602	0.42		.000	1.000
		Demographic characteristics	.671	0.42	.671	15.829	.000

a. Variável dependente: **Acesso ao tratamento de fístula obstétrica em hospitais Fonte: Dados do inquérito, 2017**

Como mostra a tabela 4.9 acima, o coeficiente beta = 0,672. Isto indica que para cada unidade de melhoria nas caraterísticas demográficas das mulheres com fístula obstétrica, há uma melhoria associada de 0,671 pontos no acesso ao tratamento da fístula obstétrica nos hospitais. Também para este modelo, t (306) = 15,829, P< 0,001. Isto mostra que existia uma diferença estatisticamente significativa no número médio de respostas ao nível de significância de 0,01 entre as caraterísticas demográficas das mulheres com fístula obstétrica. Este resultado mostra, portanto, que a melhoria das caraterísticas demográficas das mulheres com fístula obstétrica na parte ocidental do Quénia tende a melhorar o acesso ao tratamento da fístula obstétrica.

4.8.2 Informação e conhecimento das pacientes com fístula obstétrica afectam o seu potencial de tratamento nos hospitais

Para determinar a informação das doentes com fístula obstétrica, o conhecimento da sua condição e o seu potencial de tratamento, as respostas relativas à informação e ao conhecimento das doentes com fístula obstétrica foram classificadas para cada inquirido. O estudo analisou a relação entre a informação e a consciencialização das doentes com fístula obstétrica e o potencial de tratamento nos hospitais. Foi colocada a hipótese de que: *Não existe uma relação significativa entre a informação e a consciencialização das doentes com fístula obstétrica sobre a sua condição e o potencial de tratamento nos hospitais.* A correlação do momento do produto de Pearson foi utilizada para estabelecer a relação entre a informação, a consciencialização e o potencial de tratamento em hospitais por parte das doentes com fístula obstétrica. Os resultados são apresentados na tabela 4.9 abaixo.

Table 4.9: A informação e o conhecimento que as doentes com fístula obstétrica têm da sua condição afectam o seu potencial de tratamento nos hospitais

Variables		Demographic characteristics of women	Potential for treatment in hospitals
Obstetric fistula patient's information and awareness	Pearson Correlation	1	.841
	Sig. (2-tailed)	.000	.000
	N	177	177
Potential for treatment in hospitals	Pearson Correlation	.841	1
	Sig. (2-tailed)	.000	
	N	177	177

A correlação é significativa ao nível de 0,01 (bicaudal).

Fonte: Dados do inquérito, 2017

Como se pode ver no quadro, o forte coeficiente de correlação positiva r = 0,841, p<0,01, mostrou uma relação altamente significativa entre a informação e a consciencialização das doentes com fístula obstétrica e o potencial de tratamento nos hospitais. Os resultados mostram que a informação e a sensibilização dos doentes afectam o comportamento de procura de saúde dos inquiridos. Por conseguinte, implica que a informação e a sensibilização do doente determinaram, em grande medida, o potencial de procura de tratamento da fístula obstétrica nos hospitais neste estudo, o que, por sua vez, afecta o acesso das mulheres ao tratamento da fístula obstétrica na parte ocidental do Quénia.

4.8.3: A barreira psicológica que as doentes com fístula enfrentam quando procuram tratamento nos hospitais

O estudo analisou a relação entre as barreiras psicológicas e o acesso das doentes com fístula à procura de tratamento nos hospitais. Foi colocada a hipótese de que: *Não existe uma relação significativa entre as barreiras psicológicas que as doentes com fístula enfrentam e a procura de tratamento nos hospitais.* O coeficiente de correlação de Pearson foi usado para investigar as medidas de associação entre a variável independente e a variável dependente, como se mostra na tabela 4.10.

Table 4.10: Barreira psicológica que as doentes com fístula enfrentam quando procuram tratamento nos hospitais

Variables		Psychological barriers	Seeking treatment in hospitals
Psychological barriers	Pearson Correlation	1	.059
	Sig. (2-tailed)		.000
	N	177	177
Seeking treatment in hospitals	Pearson Correlation	.435	1
	Sig. (2-tailed)	.000	
	N	177	177

A correlação não é significativa

Como se pode ver no quadro, não existe uma relação significativa entre as barreiras psicológicas e a procura de tratamento nos hospitais (r= 0,059, p=0,435). Estes resultados mostram claramente que as barreiras psicológicas podem ter pouca ou nenhuma influência na procura de tratamento nos hospitais.

1.1.4 Barreiras físicas e geográficas que os doentes com fístula enfrentam enquanto procura de tratamento em hospitais

O estudo analisou a relação entre as barreiras físicas e geográficas e a procura de tratamento nos hospitais. Partiu-se da hipótese de que: *Não existe uma relação significativa entre as barreiras físicas e geográficas que os doentes com fístula enfrentam e a procura de tratamento nos hospitais.* Para estabelecer a relação entre as barreiras físicas e geográficas e a procura de tratamento nos hospitais, foi utilizado o teste Qui-Quadrado para a dependência das variáveis, para determinar as diferenças significativas entre as frequências de respostas observadas. Os resultados são apresentados na tabela 4.11.

Tabela 4.11 Relacionando o acesso das pacientes com fístula e a procura de tratamento nos hospitais com as barreiras físicas e geográficas

	Value	df	Asymp. Sig. (2-sided)
Pearson Chi-Square	211.759a	96	.000
Continuity Correction			
Likelihood Ratio	145.961	96	.001
Linear-by-Linear Association	2.151	1	.143
N of Valid Cases	**177**		**1.6**

a. 118 células (94,4%) têm uma contagem esperada inferior a 5.

A contagem mínima esperada é de 0,01.

Fonte: Dados do inquérito, 2017

Como se mostra na tabela 4.11 acima, um teste de associação de qui-quadrado, %^{2} o.oi =211.759, p<0.001, mostrou uma relação altamente significativa entre as barreiras físicas e geográficas e a procura de tratamento nos hospitais. O resultado indicou que a barreira geográfica influencia diretamente o acesso dos doentes com fístula e a procura de tratamento nos hospitais.

1.1.5 As barreiras socioeconómicas e culturais que os doentes com fístula enfrentam

quando procuram tratamento para a fístula obstétrica em hospitais

Para determinar as barreiras socioeconómicas e culturais que as doentes com fístula enfrentam quando procuram tratamento para a fístula obstétrica nos hospitais, a resposta média relativa às barreiras socioeconómicas e culturais de cada um dos inquiridos e desta amostra foi correlacionada com a resposta média relativa ao acesso das doentes com fístula e à procura de tratamento nos hospitais. Foi colocada a hipótese de que: *Não existe uma relação significativa entre as barreiras socioeconómicas e culturais que as pacientes com fístula enfrentam e a procura de tratamento para a fístula obstétrica nos hospitais.* Os resultados são apresentados na tabela 4.12.

Tabela 4.12 Teste de correlação da resposta média entre barreiras socioeconómicas e culturais e acesso e procura de tratamento em hospitais

Variables		Access and seeking treatment	socio-economic and cultural barriers
Access and seeking treatment	Pearson Correlation	1	.641
	Sig. (2-tailed)		.000
	N	177	166
socio-economic and cultural barriers	Pearson Correlation	.641	1
	Sig. (2-tailed)	.000	
		166	166
	N		

A correlação é significativa ao nível de 0,01 (bicaudal).

Como se pode ver na tabela 4.16, existe uma correlação positiva altamente significativa entre as barreiras socioeconómicas e culturais e o acesso e procura de tratamento nos hospitais por parte das pacientes com fístula obstétrica ($r=0.641$, $p< 0.0005$, $a=0.01$). Isto indica que, quando as barreiras socioeconómicas e culturais são melhoradas, os níveis de acesso e de procura de tratamento nos hospitais por parte das doentes com fístula aumentam, e vice-versa.

1.1.6 Escassez de instalações e acesso das mulheres ao tratamento OF nos hospitais

Um exame da associação entre a escassez de instalações (pessoal formado e equipamento) e o acesso das mulheres ao tratamento da fístula obstétrica nos hospitais revelou a informação apresentada na tabela 4.13 abaixo.

Tabela 4.13 Relação entre a escassez de instalações (pessoal formado e equipamento) e o acesso das mulheres ao tratamento da fístula obstétrica nos hospitais (Significância ao nível de 0,05)

Independent variable	**Dependent variable**	**Correlation coefficient**	**Significance (P)**
Facility shortages (trained personnel and equipment)	Access to obstetric fistula treatment	0.309	P< 0.05

Fonte: Dados do inquérito, 2017

Os resultados indicam que existe uma correlação positiva entre a falta de instalações e o acesso das mulheres ao tratamento da fístula obstétrica nos hospitais (r=0,3,9, P<0,05). Esta disponibilidade de instalações hospitalares é suscetível de aumentar o acesso das mulheres ao tratamento da fístula obstétrica nos hospitais. Por conseguinte, a formação e o desenvolvimento facilitam a atualização das instalações hospitalares e conduzem a um aumento do acesso das mulheres ao tratamento da fístula obstétrica nos hospitais.

4.9 Resumo

Este capítulo apresenta uma análise dos dados recolhidos utilizando as ferramentas discutidas no capítulo anterior. Os dados analisados e apresentados baseiam-se nas respostas aos itens dos questionários e da entrevista administrados. Foi utilizada a análise estatística descritiva para apresentar as caraterísticas primárias da amostra. Os dados foram analisados qualitativa e quantitativamente. A análise posterior envolveu o cálculo de médias, desvios-padrão e intercorrelações de variáveis. Foram efectuadas análises de correlação, de qui-quadrado e de ANOVA para testar as hipóteses e, além disso, para estabelecer as relações entre as variáveis independentes e dependentes. Este capítulo subsequente apresenta um resumo de todo o estudo e a discussão dos resultados do estudo. Além disso, o investigador apresenta recomendações de estudo e sugestões para investigação futura derivadas dos resultados

CAPÍTULO 5

DISCUSSÃO DOS RESULTADOS, CONCLUSÕES E RECOMENDAÇÕES

5.1 Introdução

Com base nos resultados do estudo, tal como apresentados na secção anterior, esta secção apresenta um resumo de todo o estudo e a discussão dos resultados do estudo, com vista a cristalizar os resultados específicos em relação aos objectivos da investigação e à luz da literatura hipotética e empírica. Os resultados são apresentados com as respectivas estatísticas. A Secção 5.2.1 discute as constatações relacionadas com o primeiro objetivo do estudo e a hipótese correspondente (Hoi), que postulava que não existe uma relação significativa entre as caraterísticas demográficas das mulheres e o acesso ao tratamento da fístula obstétrica. A Secção 5.2.2 discute os resultados relacionados com o segundo objetivo deste estudo e, consequentemente, a hipótese correspondente (H02), que pressupõe que não existe uma relação significativa entre a informação das pacientes com fístula obstétrica, a consciência da sua condição e o potencial de tratamento nos hospitais. A Secção 5.2.3 discute o terceiro objetivo do estudo e a hipótese correspondente (H03), que postulava que não existe uma relação significativa entre as barreiras psicológicas que as doentes com fístula enfrentam e a procura de tratamento nos hospitais. A Secção 5.2.4 aborda o quarto objetivo do estudo e a hipótese correspondente (H04), que postulava que não existe uma relação significativa entre as barreiras físicas e geográficas que as pessoas com fístula enfrentam e a procura de tratamento nos hospitais. A secção 5.2.5 aborda o quinto objetivo do estudo e a hipótese correspondente (H05), que postulava que não existe uma relação significativa entre as barreiras socioeconómicas e culturais que as pacientes com fístula enfrentam e a procura de tratamento da fístula obstétrica nos hospitais. A Secção 5.2.3 discute o sexto objetivo do estudo e a hipótese correspondente (H06), que postulava que não existe uma relação significativa entre as barreiras psicológicas que as pacientes com fístula enfrentam e a procura de tratamento nos hospitais. Finalmente, a secção 5.3 apresenta a conclusão que se baseia nos resultados do estudo. Em seguida, o investigador apresenta recomendações de estudo e sugestões para mais investigação, derivadas dos resultados, para identificar e compreender as barreiras que afectam o acesso das mulheres ao tratamento da fístula obstétrica na parte ocidental do Quénia, com o objetivo de reduzir as barreiras ao tratamento da fístula. Foram feitas as seguintes constatações.

5.1 Discussão dos resultados

O principal objetivo deste estudo era identificar e compreender as barreiras que afectam o acesso das mulheres ao tratamento da fístula obstétrica na parte ocidental do Quénia. O capítulo discute as conclusões do estudo de forma temática, em conformidade com os objectivos do estudo e de acordo com outras conclusões da literatura disponível. A análise do questionário dos inquiridos e das respostas às entrevistas revelou as seguintes conclusões.

5.1.1 Caraterísticas demográficas das mulheres que procuram aceder a tratamento da fístula obstétrica nos hospitais

Para atingir este primeiro objetivo do estudo, foi utilizado um conjunto de dados de 177 inquiridos desta área de estudo sobre a perceção das barreiras que afectam o acesso das mulheres ao tratamento da fístula obstétrica nos hospitais. No que diz respeito às caraterísticas demográficas das mulheres admitidas com fístula obstétrica nos quatro hospitais selecionados, o estudo mostra que 40,0% tinham educação primária/secundária, 45,0% não tinham educação formal, 60% eram casadas, 30% eram divorciadas ou viúvas, 10.0% eram solteiras, 75% das mulheres tinham menos de 20 anos de idade, 70% das participantes no estudo casaram com menos de 18 anos, 23% casaram por casamento forçado, 22% por casamento arranjado, 55% por opção, 65,0% engravidaram com mais de 18 anos, 35,0% engravidaram com 18 anos ou menos, 15% das mulheres estavam empregadas, 85,0% estavam desempregadas, (75,0%) viviam da agricultura de subsistência, 60% das participantes não sabiam o seu rendimento familiar. 85,0% das participantes residiam em zonas rurais, (52%) referiram que demoravam uma hora ou menos a caminhar até ao serviço de saúde, (48%) caminhavam mais de 5 horas, (66%) das mulheres viviam com F.O. há 2-9 anos.

Além disso, os resultados do estudo mostram que a paridade das mulheres com OF, fístula nas primíparas, constituindo 77,0%, 90,0% tinham uma fístula vesicovaginal, 70,0% relataram não ter engravidado novamente, um terço das inquiridas (41%) frequentou a clínica pré-natal quatro vezes, (60.0%) deram à luz com a ajuda de uma parteira tradicional, enquanto apenas 40,0% deram à luz com a ajuda de pessoal de saúde, 37% indicaram a primeira gravidez, 12% identificaram a segunda gravidez, enquanto 51,0% indicaram a terceira ou mais, 95% sofreram mutilação genital feminina (MGF), 70.0% das participantes no estudo referiram trabalho de parto obstétrico, 30,0% referiram causas iatrogénicas, 70,0% fizeram uma cirurgia, dois terços (67,0%) referiram que a fístula afectava a sua capacidade de trabalho, (65,0%) das inquiridas referiram que foram abandonadas por amigos e familiares, (10.Um terço (33,3%) referiu a falta de dinheiro como um obstáculo à realização de uma cirurgia de reparação da fístula, 33,3% não conheciam qualquer unidade de saúde durante o tempo de espera pela cirurgia de reparação, 55,5% esperaram pela cirurgia durante mais de um ano.

Além disso, na relação entre as caraterísticas demográficas das mulheres com fístula obstétrica e o acesso ao tratamento da fístula obstétrica nos hospitais, foi utilizada a análise de variância (ANOVA). $F(1,306) = 250.572, p<0.001$. Como $p<0,001$, o valor $F= 250,572$ é altamente significativo. Os resultados mostram que a variação no acesso ao tratamento da fístula obstétrica nos hospitais é claramente explicada pela manipulação das caraterísticas demográficas das mulheres com fístula obstétrica. A análise de regressão múltipla foi utilizada para estabelecer a natureza da relação entre as caraterísticas demográficas das mulheres com fístula obstétrica e o acesso ao tratamento da fístula obstétrica nos hospitais. Os resultados mostraram um coeficiente beta = 0,672. Isto significa que, por cada unidade de melhoria nas caraterísticas demográficas das mulheres com fístula obstétrica, há uma melhoria associada de 0,671 pontos no acesso ao tratamento da fístula obstétrica nos hospitais. Isto mostra que existia uma diferença estatisticamente significativa no número médio de respostas ao nível de significância de 0,01 entre as caraterísticas demográficas das mulheres com fístula obstétrica.

O estudo sobre as caraterísticas demográficas das mulheres que procuram acesso ao tratamento da fístula obstétrica nos hospitais é consistente com outras conclusões de Mabeya (2003) sobre as caraterísticas demográficas das mulheres admitidas com fístula obstétrica nos hospitais rurais em West Pokot, onde a categoria de idade 11-20 anos ofereceu o maior número de clientes que desenvolveram fístula no nascimento do seu primeiro bebé. As questões de vulnerabilidade foram citadas por (Mabeya, 2003) na sua análise dos dados recolhidos durante um mês no KNH, onde 26,6% das mulheres tinham 20 anos ou menos e 81,3% tinham 30 anos ou menos (Mabeya, 2003). A conclusão é consistente com Njoroge *et al.*, 2004, sobre o início precoce da vida sexual e o desenvolvimento de fístulas. Estes pontos de vista reproduzem os resultados do estudo (Muleta et *al.*, 2010) realizado na Etiópia, que constatou que os doentes com FCO tinham uma idade média de 17 anos, com uma média de 27 anos. Este ponto de vista foi também refletido nas conclusões do (UNFPA, 2003). De acordo com o FNUAP, as mulheres que viviam com fístula obstétrica tinham uma educação deficiente e era pouco provável que se envolvessem em actividades geradoras de rendimentos. A fístula obstétrica afecta os membros mais marginalizados da sociedade, nomeadamente as raparigas pobres e analfabetas.

5.1.2 Informação e sensibilização das doentes com fístula obstétrica

O objetivo 2 da investigação procurou avaliar a informação e a consciência das pacientes com fístula obstétrica sobre a sua condição e o potencial de tratamento nos hospitais. Estes resultados das conclusões e o índice médio de respostas de 62% mostram que a maioria dos inquiridos na amostra do estudo concordou que a informação e a sensibilização das pacientes com fístula obstétrica sobre a sua condição influenciam o acesso à fístula obstétrica

tratamento em hospitais e o potencial de tratamento em hospitais. Estes pontos de vista foram ainda apoiados pelo programa de entrevistas. A falta de conhecimento é uma barreira frequentemente mencionada para a procura de tratamento para a fístula; muitas mulheres que sofrem de fístula obstétrica não sabem o que é a fístula, que a sua condição é tratável, ou onde obter tratamento. As mulheres com fístula e os membros da sua comunidade também podem estar mal informados sobre as causas da fístula.

Além disso, existe também um forte coeficiente de correlação positiva $r = 0,841$, $p<0,01$, que revela uma relação altamente significativa entre a informação, a sensibilização e o potencial de tratamento hospitalar das doentes com fístula obstétrica. Os resultados mostram que a informação e a sensibilização dos doentes afectam o comportamento de procura de saúde dos inquiridos, o que, por sua vez, afecta o acesso das mulheres ao tratamento da fístula obstétrica na parte ocidental do Quénia. A conclusão deste estudo é consistente com (Mukisa e Cole, 2013, Obaid e Chong 2004, Bangser 2011, Fiander et al. 2013, Matsamura 2004) que as mulheres sofrem atrasos na procura de reparação devido a uma série de factores. As mulheres com fístula podem não saber que a reparação é possível, ou não ter os recursos para procurar cuidados, e podem enfrentar atrasos na receção do tratamento adequado devido à falta de pessoal ou de instalações e à má qualidade dos cuidados. Outros estudos (UNFPA, 2005) revelam que a maioria das mulheres se esconde das actividades sociais por causa da humilhação. Perdem informações cruciais sobre o tratamento no hospital e o apoio devido à falta de interação social.

Por conseguinte, o estudo concorda com o estudo de Semere & Nour, (2008) que indica que a fístula obstétrica é uma doença prevalecente, sendo que a maior parte das pessoas que dela sofrem se calam devido à estigmatização e humilhação que acompanham a doença. É necessário sensibilizar os membros da igreja para esta doença, para que possam ajudá-los a lidar com ela e orientá-los para um tratamento profissional. As conclusões são semelhantes às de outros estudos (Naidu e Donnay, 2003, Muleta *et al.* 2008), segundo os quais a falta de sensibilização é uma barreira frequentemente mencionada na procura de tratamento para a fístula; muitas mulheres que sofrem de fístula obstétrica não sabem o que é a fístula, que a sua condição é tratável ou onde obter tratamento.

5.1.3 Barreira psicológica que as doentes com fístula enfrentam quando procuram

tratamento em hospitais

O objetivo 3 da investigação procurou avaliar a barreira psicológica que as doentes com fístula enfrentam quando procuram tratamento nos hospitais. Os resultados e o índice médio de respostas de 66% indicam que a maioria dos inquiridos concordou com os factores da barreira psicológica que as doentes com fístula enfrentam quando procuram tratamento em hospitais na parte ocidental do Quénia. É a combinação e a acumulação destas barreiras que afectam as mulheres que procuram acesso ao tratamento da fístula obstétrica. As respostas ao programa de entrevistas coincidiram com os resultados do questionário. As barreiras psicológicas foram citadas com a mesma frequência que as outras barreiras, pelo que continuam a ser factores importantes que podem influenciar as decisões de uma mulher na procura de cuidados. Além disso, o teste do coeficiente de correlação de Pearson mostrou que não existe uma relação significativa entre as barreiras psicológicas e a procura de tratamento nos hospitais (r= 0,059, p=0,435). Estes resultados mostram claramente que as barreiras psicológicas podem ter pouca ou nenhuma influência na procura de tratamento nos hospitais.

Esta conclusão é consistente com outras conclusões de outros estudos que referem que as mulheres que vivem com fístula sentem ansiedade, perda de dignidade e baixa autoestima (Wall 1998, Inbaraj 2004, Mselle et al. 2011, Narcisi *et al.* 2010). Os investigadores acreditam que estes sintomas psicológicos podem inibir a ação e a motivação das mulheres para procurar tratamento. Numerosos estudos revelam que as mulheres com fístula obstétrica têm uma prevalência desproporcionalmente elevada de depressão (Goh et *al.* 2005, Alio et al. 2011, Mselle et al. 2011, Weston et *al.* 2011, Siddle et al. 2013). Além disso, a depressão pode influenciar as decisões da mulher em relação à procura de cuidados de saúde, o que é confirmado pelas conclusões de (De Ridder *et al.* 2009), segundo as quais o impacto psicológico desta doença nunca deve ser subestimado. A baixa autoestima, os sentimentos de rejeição, o stress, a ansiedade, a perda da libido e do prazer sexual, e mesmo a depressão e os pensamentos suicidas são algumas das consequências psicossociais que podem seguir-se a esta morbilidade. Além disso, os resultados são semelhantes aos de outros estudos (Yeakey et *al.* 2009, Wall et al. 2005, Arrowsmith et al. 1996), segundo os quais a fístula também está associada a problemas psicossociais, como a depressão e a ansiedade, o que pode contribuir ainda mais para a incapacidade de procurar tratamento.

5.1.4 Barreiras físicas e geográficas que os doentes com fístula enfrentam enquanto

procura de tratamento em hospitais

O objetivo 4 da investigação procurou avaliar as barreiras físicas e geográficas que as doentes com fístula enfrentam quando procuram tratamento nos hospitais. Os resultados mostram que a maioria dos inquiridos na amostra do estudo concordou que as mulheres com fístula enfrentavam barreiras físicas e geográficas adversas quando procuravam tratamento no hospital, o que afectava o seu comportamento de procura de saúde. O índice médio de respostas de 62% indica que a maioria dos inquiridos concordou que as mulheres com OF enfrentavam barreiras físicas e geográficas adversas quando procuravam tratamento no hospital. É a combinação e a acumulação destas barreiras físicas e geográficas que afectam o comportamento de procura de cuidados de saúde por parte das mulheres com OF nos hospitais. A análise das respostas às entrevistas sobre as barreiras físicas e geográficas que as doentes com fístula enfrentam quando procuram tratamento nos hospitais coincidiu com as conclusões do questionário. Além disso, um teste de associação de qui-quadrado, $\%^2$ o.oi =211,759, p<0,001, mostrou uma relação altamente significativa entre as barreiras físicas e geográficas e a procura de tratamento nos hospitais. O resultado indicou que a barreira geográfica influencia diretamente o acesso dos doentes com fístula e a procura de tratamento nos hospitais.

Os custos indirectos de transporte e os meios de transporte disponíveis foram as barreiras físicas e geográficas que as doentes com fístula enfrentam quando procuram tratamento nos hospitais. Os desafios com o acesso geográfico a nível individual ou familiar foram relatados por vários estudos como falta de transporte/dificuldade em organizar o transporte ou falta de dinheiro para os custos associados ao transporte (Moher *et al.,* 2009; Moyer *et al.,* 2013). Estas dificuldades podem atrasar ou impedir as mulheres de procurar cuidados obstétricos adequados, quando necessário. As conclusões são semelhantes às de outros estudos (Moher et *al.,* 2009; Doctor et *al.* ; Ekele e Tunau, 2007) que referem que a localização dos serviços foi amplamente referida como um fator de dissuasão da utilização das unidades de saúde, uma vez que as mulheres não estavam frequentemente dispostas ou eram incapazes de percorrer as distâncias necessárias para aceder aos serviços. De acordo com os autores, este constrangimento está relacionado com a má localização das unidades de saúde obstétrica e com o número insuficiente de unidades necessárias.

Esta conclusão é consistente com outras conclusões de outros estudos (Knight, 2013, Pacagnella et *al.,* 2014), segundo os quais o acesso geográfico limitado aos cuidados de saúde estava associado à distância física entre as unidades de saúde e a residência dos utilizadores dos serviços, do lado da oferta, e à disponibilidade de meios de transporte e aos custos indirectos incorridos para chegar à unidade de saúde pretendida, do lado da procura. Este facto é semelhante às conclusões de estudos relacionados (Gabrysch e Campbell, 2009; Bohren et al., 2014). Foi sugerido que o número mínimo aceitável de instalações de cuidados obstétricos de emergência é de pelo menos cinco instalações por 500.000 habitantes (incluindo pelo menos uma instalação abrangente); no entanto, em povoações/populações dispersas, o mínimo pode ter de ser excedido (OMS UNPF, UNICEF, 2009). Este estudo mostrou que, embora a cobertura dos serviços de cuidados obstétricos de emergência fosse inadequada em várias zonas da região ocidental do Quénia, especialmente nas zonas remotas/rurais, a pobreza continua a ser um dos principais obstáculos ao acesso aos cuidados obstétricos, devido à incapacidade de suportar os custos de transporte. Alguns estudos indicaram que as mulheres mais pobres percorriam distâncias mais longas para chegar às unidades de saúde.

5.1.5 Barreiras socioeconómicas e culturais que os doentes com fístula enfrentam enquanto

procura de tratamento de fístula obstétrica em hospitais

O objetivo 5 da investigação procurou determinar as barreiras socioeconómicas e culturais que as pacientes com fístula enfrentam quando procuram tratamento para a fístula obstétrica nos hospitais. Os resultados mostram que a maioria dos inquiridos na área de estudo concordou que as mulheres com fístula enfrentam barreiras socioeconómicas adversas quando procuram tratamento para a fístula obstétrica, o que afecta as suas acções de procura de saúde. O índice médio de respostas de 68% indica que a maioria dos inquiridos concordou que as mulheres com FO enfrentavam barreiras socioeconómicas adversas quando procuravam tratamento para a fístula obstétrica no hospital. É a combinação e a acumulação destes factores socioeconómicos que afectam as medidas de procura de saúde por parte das mulheres com fístula obstétrica nos hospitais. Além disso, os resultados das conclusões mostram que a maioria dos inquiridos na área de estudo concordou que as barreiras culturais afectam as doentes com fístula quando procuram tratamento para a fístula obstétrica nos hospitais. O índice médio de respostas de 63% indica que a maioria dos inquiridos concordou que as barreiras culturais afectam as doentes com fístula quando procuram tratamento para a fístula obstétrica nos hospitais.

Estas opiniões foram ainda apoiadas pelo programa de entrevistas. O programa de entrevistas dos profissionais de saúde, em particular familiares de mulheres com fístula, ginecologistas, cirurgiões hospitalares e médicos, citou as barreiras socioeconómicas e culturais que as doentes com fístula enfrentam quando procuram tratamento para a fístula obstétrica nos hospitais, que incluem o domínio social masculino, e que podem atuar como barreiras aos cuidados de algumas mulheres. Além disso, existe uma correlação positiva altamente significativa entre as barreiras socioeconómicas e culturais e o acesso e a procura de tratamento nos hospitais por parte das doentes com fístula obstétrica ($r=0,641$, $p<0,0005$, $a=0,01$). Isto indica que, quando as barreiras socioeconómicas e culturais são melhoradas, os níveis de acesso e de procura de tratamento nos hospitais por parte das doentes com fístula aumentam, e vice-versa.

O estudo, portanto, concorda com o estudo de (Mselle et al. 2011) de que as mulheres que sofrem de fístula relatam sentir-se isoladas ou abandonadas pelos seus maridos, famílias ou comunidades, sem ninguém para as acompanhar às instalações de tratamento. Este ponto de vista foi ainda ecoado pela conclusão de Aliyu e Esegbona (2011) de que as barreiras sociais também podem contribuir para as barreiras financeiras; as mulheres que são abandonadas pelos seus maridos e famílias podem ter mais dificuldade em obter fundos para financiar o procedimento ou os custos de transporte.

A conclusão é consistente com outras conclusões de Zheng e Anderson (2009), segundo as quais a fístula obstétrica é causada por um trabalho de parto prolongado e obstruído, está enraizada na pobreza e afecta predominantemente as mulheres marginalizadas que não têm acesso a cuidados obstétricos de qualidade, que normalmente têm um estatuto socioeconómico mais baixo, com níveis de educação mais baixos, em zonas rurais, sem cuidados pré-natais e casadas em idades mais jovens (Zheng e Anderson, 2009). De acordo com Cook, Dickens, & Syned, (2004), muitas mulheres entrevistadas casam-se cedo devido à pobreza e aos casamentos tradicionais (forçados). Por conseguinte, as mulheres não devem casar cedo e devem também espaçar os filhos para evitar a ocorrência de OBF no segundo, terceiro e quarto partos.

A conclusão é consistente com outras conclusões de (Odhiambo, 2010, Wall 1998) de que as barreiras culturais incluem atitudes negativas em relação a clínicas médicas ou médicos, e a dependência de medicamentos tradicionais ou remédios caseiros, que incluem o domínio social masculino, podem atuar como barreiras aos cuidados de algumas mulheres com fístula obstétrica. Mabeya (2003) observou que a fístula obstétrica tem origem no contexto cultural: estatuto inferior das mulheres, casamento e maternidade precoces e práticas tradicionais perigosas como a MGF.

A conclusão é consistente com (Bossyns e Van Lerberghe, 2004) que as barreiras culturais que as doentes com fístula enfrentam quando procuram tratamento para a fístula obstétrica em hospitais incluem o medo da morte em centros de referência, o medo de transfusões de sangue e um medo geral de violar tabus agrícolas. Estas conclusões são bastante consistentes com outros estudos (Ward, 1995, Oyesola et al., 1997) que identificaram importantes barreiras individuais e culturais ao acesso aos cuidados, como no Níger, onde procurar tratamento para a fístula obstétrica em hospitais é muitas vezes visto como prova de fracasso, especialmente se for feito por um curandeiro tradicional.

5.1.6 Influência da escassez de instalações no acesso das mulheres ao tratamento da fístula obstétrica

O objetivo 6 da investigação procurou investigar a influência da escassez de instalações (pessoal formado e equipamento) no acesso das mulheres ao tratamento da fístula obstétrica nos hospitais. Os resultados mostram que a maioria dos inquiridos concordou que a escassez de instalações constitui uma barreira significativa que afecta as pacientes com fístula quando procuram tratamento para a fístula obstétrica nos hospitais. A escassez de instalações implica a escassez de médicos, cirurgiões formados e outro pessoal, para além da escassez das próprias instalações, bem como de equipamento e material. Estas carências contribuem para o elevado número de mulheres que necessitam de reparação, especialmente nas zonas rurais da parte ocidental do Quénia. O índice médio de respostas de 60% indica que a maioria dos inquiridos concordou que a escassez de instalações afecta as doentes com fístula quando procuram tratamento para a fístula obstétrica nos hospitais. Estas opiniões foram confirmadas pelo programa de entrevistas. Os profissionais de saúde do programa de entrevistas, principalmente familiares de mulheres com fístula, ginecologistas, cirurgiões hospitalares e médicos, mencionaram a escassez de instalações como barreiras significativas que afectam o acesso das mulheres ao tratamento da fístula obstétrica nos hospitais.

Além disso, existe uma correlação positiva entre a escassez de instalações e o acesso das mulheres ao tratamento da fístula obstétrica nos hospitais ($r=0,3,9$, $P<0,05$). Esta disponibilidade de instalações hospitalares é suscetível de aumentar o acesso das mulheres ao tratamento da fístula obstétrica nos hospitais. Por conseguinte, a formação e o desenvolvimento facilitam a atualização das instalações hospitalares e conduzem a um aumento do acesso das mulheres ao tratamento da fístula obstétrica nos hospitais. Esta constatação é coerente com outras constatações (Velez et al. 2007, Wall et al. 2005, Ramsey et al. 2007, Browning e Patel 2004), segundo as quais, devido à grande acumulação de mulheres que necessitam de reparação e à disponibilidade limitada de cirurgiões e de pessoal, as mulheres podem ter de esperar muito tempo.

5.2 Conclusão

O estudo procurou identificar e compreender os obstáculos que afectam o acesso das mulheres ao tratamento na parte ocidental do Quénia. A partir dos resultados, foram tiradas várias conclusões:

Neste estudo, foram discutidas questões relacionadas com as barreiras à utilização do tratamento da fístula obstétrica num hospital da parte ocidental do Quénia. Em retrospetiva, o estudo teve como objetivo examinar as construções de barreiras percebidas para a participação na procura de tratamento da fístula obstétrica. Entre as principais barreiras analisadas, contavam-se as caraterísticas demográficas das mulheres que procuram aceder ao tratamento da fístula obstétrica, a informação e a sensibilização das pacientes para o seu estado de saúde, as barreiras psicológicas, as barreiras físicas e geográficas, as barreiras socioeconómicas e culturais e a influência da escassez de instalações (pessoal com formação e equipamento). Outras barreiras notáveis foram o aumento da confiança resultante da experiência anterior, o medo de fazer o teste do VIH e a acessibilidade física. As barreiras ao tratamento da fístula obstétrica são bem conhecidas e talvez a atenção deva centrar-se na implementação e avaliação das intervenções que beneficiam as pessoas muito pobres, especialmente as que vivem em zonas remotas.

O estudo forneceu um quadro teórico que pode servir de modelo para referência a outros académicos que desejem realizar estudos sobre a relação entre as barreiras à participação e a procura de tratamento da fístula obstétrica. Este estudo indica que, embora as barreiras ao tratamento da fístula possam ser facilmente identificadas, a sua atenuação é difícil e necessita de um envolvimento sustentável e abrangente que vise uma série de barreiras em simultâneo.

Os resultados apresentados neste estudo identificam lacunas de provas que devem ser colmatadas através de uma investigação aprofundada, de modo a que possam ser geradas informações válidas para planear e pôr em prática futuras intervenções para melhorar o acesso dos doentes ao tratamento da fístula nos países em desenvolvimento. A partir dos resultados do estudo, concluiu-se que é necessário trabalhar mais para melhorar e avaliar estas intervenções destinadas a melhorar o acesso dos doentes à fístula obstétrica, uma vez que se aplicam à parte ocidental do Quénia, com inferências que podem provavelmente informar trabalhos relacionados noutros locais que tentam melhorar os resultados da fístula obstétrica face a recursos inadequados.

5.3 Recomendações

O objetivo deste estudo era identificar e compreender as barreiras que afectam o acesso das mulheres ao tratamento da fístula obstétrica na zona ocidental do Quénia. A investigação restringiu-se a quatro hospitais selecionados que operam na zona ocidental do Quénia. As recomendações apresentadas basearam-se nos resultados do estudo e no contexto de uma perspetiva política mais alargada. O estudo revelou vários aspectos que devem ser adoptados pelas comunidades, pelos hospitais, pelas partes interessadas e pelo governo, a fim de identificar e compreender os obstáculos que afectam o acesso das mulheres ao tratamento da fístula obstétrica no Quénia, com o objetivo de reduzir os obstáculos ao tratamento da fístula. À luz das conclusões, debates e implicações acima destacados, são feitas as seguintes recomendações para melhorar a gestão do tratamento da fístula obstétrica e reduzir as barreiras ao tratamento da fístula, levando assim a confrontar questões críticas de saúde e desenvolvimento para melhorar a saúde reprodutiva e garantir que os jovens tenham uma vida plena e produtiva. Por conseguinte, foram feitas as seguintes recomendações:

As recomendações do investigador de acordo com os resultados e discussões no capítulo quatro são apresentadas a seguir.

1. As caraterísticas demográficas das mulheres afectam a sua procura de acesso ao tratamento da fístula obstétrica nos hospitais. A informação demográfica, ou seja, a idade e a localização das mulheres em idade reprodutiva, tem uma influência significativa na fístula obstétrica, pelo que é necessário encorajar as mulheres a adiarem as relações sexuais até ficarem mais maduras. Em alternativa, as jovens

poderiam utilizar alguns contraceptivos para adiar a gravidez.

2. É necessária uma sensibilização maciça para a prevenção da fístula obstétrica por parte de todas as estruturas comunitárias e governamentais, com as Organizações da Sociedade Civil e os governos locais nas áreas afectadas a assumirem a liderança a todos os níveis; isto tem de incluir o destaque das questões e dos efeitos dos casamentos precoces e das gravidezes precoces, uma vez que estes predispõem as jovens para a fístula. A sensibilização maciça deve ser uma obrigação de todos os líderes comunitários e dos meios de comunicação social.
3. A informação é essencial no que diz respeito aos sinais de perigo durante o parto, bem como à importância de ter um plano para obter acesso rápido a uma instalação que possa efetuar uma cesariana. É necessário divulgar amplamente as informações sobre onde e quando é possível reparar a fístula.
4. Estes resultados sugerem a necessidade de educar as mulheres e o público em geral sobre as causas e a gestão da OF, incluindo a necessidade de conceber e implementar intervenções abrangentes para abordar todos os níveis de prevenção, tratamento e reintegração das mulheres afectadas nas comunidades.
5. Sensibilizar para a saúde sexual e reprodutiva e para os direitos reprodutivos, a fim de combater a fístula obstétrica. É vital sensibilizar os maridos e os mais velhos para a gravidez e o parto, uma vez que desempenham um papel fundamental na tomada de decisões. As mensagens informativas e educativas podem ser transmitidas através de programas de rádio, televisão, grupos de teatro locais, jornais, revistas, Internet e outros meios.
6. As conclusões do estudo sugerem que as ilustrações positivas do apoio da família, dos amigos e das comunidades podem ser reforçadas através da utilização na educação pública e dos esforços de sensibilização para quebrar o estigma em torno da fístula. A promoção dos direitos sexuais e reprodutivos deve ser promovida pelos governos dos condados. Isto contribuirá para melhorar a saúde materna, que é o quinto Objetivo de Desenvolvimento do Milénio.
7. É também fundamental considerar estratégias para as mulheres que recusam o tratamento ou cuja fístula não pode ser reparada. Para essas mulheres, as conclusões do estudo sublinham a necessidade de estabelecer sistemas de apoio destinados a diminuir ou a tornar mais tolerável o impacto social negativo das mudanças de vida

relacionadas com as interações sociais, as práticas religiosas e os meios de subsistência económica.

8. A incidência de fístula e o impacto na mortalidade materna podem ser reduzidos através do aumento da disponibilidade de cesarianas e da garantia de que os serviços de alta qualidade são económicos e acessíveis. Isto inclui, idealmente, fundos para o transporte para a instalação, o custo do tratamento e o custo do transporte para casa.
9. As mulheres com fístula obstétrica que viajam longas distâncias para receber tratamento, o Ministério da Saúde precisa de introduzir casas de espera nos hospitais com cuidados obstétricos de emergência, para que as mulheres reparadas com fístula obstétrica possam esperar pelo parto quando tiverem 9 meses de gravidez, para evitar o reaparecimento da fístula em gravidezes sucessivas.
10. É necessário que o governo abra mais centros de tratamento em áreas selecionadas, ajudando assim a evitar um dos factores significativos do atraso na procura de tratamento. Além disso, é necessário reforçar a relação com outros governos e ONG na identificação de doentes com fístula e no transporte destes doentes para os centros de tratamento. Também é necessário trabalhar com as autoridades rodoviárias e de transportes locais para encontrar soluções viáveis para o transporte de doentes com fístula e encorajar os proprietários de veículos a desempenharem o seu papel.

11. Melhorar as condições socioeconómicas, aumentando o rendimento dos indivíduos e das famílias através de iniciativas simples baseadas na comunidade. Além disso, é necessário organizar um pequeno negócio que será gerido pela associação de doentes com fístula curada na comunidade rural para ajudar as mulheres com fístula obstétrica a procurar tratamento o mais cedo possível.

12. Este estudo realça a importância do contexto, da cultura e dos quadros políticos, para além da implementação das intervenções e das políticas propriamente ditas. É necessário encorajar os homens a participarem na saúde das mulheres, nomeadamente ensinar aos homens das zonas rurais a importância da saúde das mulheres. Além disso, é necessário ensinar à comunidade rural a importância de falar abertamente sobre qualquer doença, ajudando assim as pessoas a procurar ajuda médica o mais cedo possível.

13. É necessário prever, através de um planeamento adequado, a disponibilização de

recursos e de planos de transporte de emergência para os hospitais. Devem ser disponibilizados kits de parto nas unidades de saúde para todas as mulheres grávidas; formação dos profissionais de saúde para a realização de cesarianas; e fornecimento consistente dos materiais e equipamentos necessários para os serviços de cuidados obstétricos de emergência. Permitir que as mulheres tenham acesso a serviços de planeamento familiar pode reduzir significativamente as suas hipóteses de desenvolver fístula obstétrica.

14. Reforçar a capacidade do sistema de saúde para prestar cuidados de maternidade qualificados que sejam acessíveis, económicos e culturalmente aceitáveis para gerir a fístula obstétrica de forma sensível, assegurando que os cuidados e o tratamento são subsidiados e acessíveis

15. É necessário apoiar a investigação sobre a fístula obstétrica para melhorar a compreensão do impacto da morbilidade materna e dos obstáculos ao acesso a serviços vitais de saúde reprodutiva. Além disso, é necessária mais investigação sobre os factores sociais, culturais, económicos e políticos que rodeiam a saúde materna, incluindo a fístula obstétrica.

16) Em termos gerais, é necessário um maior empenho para resolver os obstáculos aos cuidados que afectam as mulheres que vivem com fístula. As soluções precisam de uma abordagem holística e não podem centrar-se apenas numa barreira, como a sensibilização ou o acesso financeiro, negligenciando os factores psicossociais e culturais. As soluções devem ter um enfoque a longo prazo para garantir que as iniciativas contribuam para uma mudança ambiental global, encorajando a integração da identificação de casos de fístula e dos cuidados cirúrgicos no âmbito de acções abrangentes de saúde materna e da prestação de serviços que também contribuam para a prevenção da fístula obstétrica, acabando por eliminar a necessidade de serviços de cuidados de fístula.

5.4 Recomendações de áreas para investigação futura

Uma vez que esta investigação se concentrou em compreender as barreiras que afectam o acesso das mulheres ao tratamento da fístula obstétrica na parte ocidental do Quénia, devem ser realizados mais estudos noutras áreas relacionadas para complementar as suas conclusões.

Este estudo apenas visou 177 inquiridos. Deveria ser efectuado um estudo que visasse uma amostra maior. Deve ser efectuada mais investigação nas seguintes áreas

1. É necessária uma investigação aprofundada para explorar as experiências das mulheres após o tratamento da fístula obstétrica, a fim de determinar as necessidades da comunidade para as mulheres após a alta hospitalar e também determinar a qualidade de vida que as mulheres vivem após o tratamento da fístula obstétrica.
2. É necessária mais investigação para explorar as experiências dos homens que se divorciam das suas mulheres, cujas opiniões não foram tidas em conta neste estudo.
3. É necessário que, no futuro, se realize um estudo com base na comunidade para estabelecer as perspectivas da comunidade sobre a fístula genital feminina, incluindo a sensibilização para a prevenção, o tratamento e a reabilitação.
4. É necessária investigação futura sobre a análise de custos e o estudo de custo-eficácia para estabelecer as diferenças de custos entre as altas precoces e tardias de mulheres que foram submetidas a reparação de fístulas no Quénia, nos países de baixos rendimentos e a nível mundial.
5. Além disso, é necessária investigação futura sobre instrumentos de rastreio da população que permitam aos sistemas de saúde identificar metodicamente as mulheres com fístula não tratada, para ajudar a informar as mulheres sobre o seu estado e as opções de tratamento. Esses aparelhos também permitiriam aos sistemas de saúde avaliar com maior exatidão os seus encargos com a fístula obstétrica.
6. Devem ser efectuados mais estudos para testar estratégias para reduzir o estigma e melhorar o apoio da comunidade para dar às mulheres que vivem com fístula os conhecimentos e os meios para procurarem tratamento.

REFERÊNCIAS

Abou Zahr, C. (2003). Global burden of maternal death and disability (Peso global da morte e incapacidade maternas). *Br. Med Bull* 67: 1-11.

Adedini, S.A., Odimegwu, C., Bamiwuye, O., Fadeyibi, O., e Wet, N.D. (2014). Barreiras ao acesso aos cuidados de saúde na Nigéria: implicações para a sobrevivência infantil. *Acções globais de saúde.* DOI: 10.3402/ghana.v7.23499

Adler, A.J., Fox,S., Campbell, O.M.R., e Kuper, H. (2013). Fístula obstétrica no Sudão do Sul: análise situacional e método de informantes-chave para estimar a prevalência. *BMC Pregnancy and Childbirth* 13: 64.

Akhter S. (2015). Comportamento de procura de cuidados de saúde materna por parte de mulheres de grupos socioeconómicos mais baixos de Dhaka, Bangladesh - medo ou fusão? Apresentado em cumprimento dos requisitos para a obtenção do grau de doutor em filosofia (PhD), School of Economics, Flinders University, Adelaide, Austrália.

Alio, A.P., L. Merrell, K. Roxburgh, H.B. Clayton, P.J. Marty, L. Bomboka, H.M. Salihu. 2011. O impacto psicossocial da fístula vesico-vaginal no Níger. *Archives of Gynecology and Obstetrics* 284(2): 371-378. doi:10.1007/s00404-010-1652-5

Associação Americana de Sociologia (2012). *Medical sociology (Sociologia médica).* Recuperado de www.asa.org/medicalsociology

Ampofo, K.E. (1990). Factores de risco da fístula vesico-vaginal em Maiduguri, Nigéria: Um estudo de controlo de casos. *Tropical Doctor* 20(3): 138-139.

Atuoye, K.N., Dixon, J., Rishworth, A., Galaa, S.Z., Boama, S.A., e Luginaah, I. (2015). Será que ela consegue? Barreiras de transporte no acesso aos serviços de saúde materno-infantil nas zonas rurais do Gana. *Pesquisa biomédica central de serviços de saúde* 15(33).

Arrowsmith, S., E. C. Hamlin, et al. (1996). "Obstructed labor injury complex: obstetric fistula formation and the multifaceted morbidity of maternal birth trauma in the developing world. "ObstetGynecolSurv 51(9): 568-74.

Bangser, M. (2011). "Fístula obstétrica e estigma". Lancet 367(9509): 535-536.

Bangser, M., et al., (2011). Experiências de parto de mulheres com fístula obstétrica na Tanzânia e no Uganda e suas implicações para o desenvolvimento de programas de fístula. *International Urogynecology Journal* 22(l):91-98.

Bangser, M., Gumodoka, B., e Berege, Z. (1999). Uma abordagem abrangente da fístula vesico-vaginal: Um projeto em Mwanza, Tanzânia. In: Berer, M.; Ravindran, TKS, editores. *Safe Motherhood Initiatives: Critical Issues.* Londres: Reproductive Health Matters;, p. 157-64.

Barnes-Josiah D., Myntti, C., e Augustin, A. (1998). Os "três atrasos" como uma estrutura para examinar a mortalidade materna no Haiti. *Soc Sci Med. 46(8):* 981-993.

Behrami, M.A., Afashbahar, O., Shakahifar, M., e Montazeral, F.R. (2014). Desenvolvimento de uma ferramenta válida de inquérito sobre o comportamento de procura de tratamento para o Irão. *Jornal de novas ciências aplicadas* 3(6): 651-660.

Berwick, D.M. (2008). A ciência da melhoria. *JAMA 299(10):!* 182-1184.

Bohren MA, Hunter EC, Munthe-Kaas HM, Souza JP, Vogel JP, Giilmezoglu AM (2014) Facilitadores e barreiras ao parto em unidades sanitárias em países de baixo e médio rendimento: uma síntese de provas qualitativas. Saúde Reprodutiva; 11(1):71.

Bossyns P, Van Lerberghe W (2004) O elo mais fraco: competência e prestígio como constrangimentos ao encaminhamento por enfermeiros isolados na zona rural do Níger. Hum Resour Health; 2:1.

Brink, H. (1999). Fundamentals of Research Methodology for Health Care Profe *sionals* (Fundamentos da Metodologia de Investigação para *Profissionais* de Saúde*).* Cidade do Cabo, Juta & Company (Pty) Ltd.

Browning A e Patel Y (2004): *Obstetric Fistula* in Ilorin, Nigeria. PLOS med 1,(1): 95-8.

Bums, N & Grove, S.K. (2005). Understanding Nursing Research. 3ª Edição. Saunders. St Louis.

Bums, N & Grove, S.K. (2009). A prática da Investigação em Enfermagem. Appraisal, Synthesis and Generation of Evidence. 6ª Edição. Saunders. St Louis. Missouri.

Cham, M., Sundby, J., e Vangen, S. (2005). Maternal mortality in the rural Gambia, a qualitative study on access to emergency obstetric care (Mortalidade materna na Gâmbia rural, um estudo qualitativo sobre o acesso a cuidados obstétricos de emergência). *Reprod Health* 2:3.

Cook, R. J., B. M. Dickens, et al. (2004). "Fístula obstétrica: o desafio dos direitos humanos". International Journal of Gynecology & Obstetrics 87(1): 72-77.

Creswell (2003) Creswell, J. W. (2003). Qualitative Inquiry and Research Design: choosing among five traditions. EUA, Sage Publications, Inc.

Danso KA, Martey JO, Wall LL et al (1977) The epidemiology of genitourinary fistulae in Kumasi, Ghana, 1977-1992. Int Urogynecol J 7:117-120

De Ridder et al, (2009) Fistulas in the Developing World, Comité 18.

Doctor HV, Findley SE, Ager A, Cometto G, Afenyadu GY, Adamu F, Green C (2012) Utilizar a investigação baseada na comunidade para moldar a conceção e a prestação de serviços de saúde materna no Norte da Nigéria. Reprod Health Matters; 20(39): 104-12.

Donnay, F., e Weil, L. (2004). Fístula obstétrica: a resposta internacional. Lancet 3(63):71-72.

Dunne, C.L., Fraser, J., Gardner, G.E. (2014). As percepções das mulheres sobre o apoio social durante o trabalho de parto: desenvolvimento, fiabilidade e validade do questionário de apoio ao acompanhante de parto. *Journal of midwifery,* 1-6.

Ekele BA, Tunau KA(2007) Local de parto entre as mulheres que tiveram cuidados pré-natais num hospital universitário. Ata Obstet Gynecol Scand; 86(5):627-30.

Emembolu, J. (1992). A fístula obstétrica: factores associados à melhoria dos resultados da gravidez após uma reparação bem sucedida. *International Journal of Gynecology and Obstetrics,* 39:205-212.

Faces of Dignity (2003). *Projeto Dignidade das Mulheres, Dar es Salaam, Tanzânia.* www. womensdignity. org.

Fiander, A., C. Ndahani, K. Mmuya, T. Vanneste. 2013. Resultados de 2011 do programa transportMYpatient para superar os custos de transporte entre as mulheres que procuram tratamento para fístula obstétrica na Tanzânia. *Jornal Internacional de Ginecologia e Obstetrícia: O Órgão Oficial da Federação Internacional de Ginecologia e Obstetrícia* 120(3): 292-295. doi:10.1016/j.ijgo.2012.09.026

Furqan, B.I., Bismah, B.I., e David, A.S. (2012). Barreiras ao acesso a cuidados cirúrgicos no Paquistão: modelo de barreiras aos cuidados de saúde e revisão sistemática quantitativa. *Journal of Surgical Research,* 176: 84-94.

Gabrysch e Campbell (2009). Still too far to walk: literature review of the determinants of delivery service use. BMC Pregnancy Childbirth; 9(1): 34.

Gessessew A, Mesfin M. Genitourinary and retovaginal fistulae in Adigrat Zonal Hospital, Tigray, North Ethiopia. Ethiop Med J 2003;41(2):123-30.

Gharoro EP, Abedi HO. Fístula vesico-vaginal na cidade de Benin, Nigéria. Int J Gynecol Obstet 1999;64(3):313-4.

Gharoro, E.P., e Agholor, K.N. (2009). Aspectos dos problemas psicossociais de pacientes com fístula vesico-vaginal. *Journal of Obstetrics & Gynaecology* 29(7):644-7.

Ghatak DP. A study of urinary fistulae in Sokoto, Nigeria. J Indian Med Assoc 1992;90(ll):285-7.

Goh, J.W.T. e Krause, H.G. (eds). (2004). *Female Genital tract fistulae (Fístulas do trato genital feminino).* Brisbane: University of Queensland Press.

Goh, J.T.W., K.M. Sloane, H.G. Krause, A. Browning, S. Akhter. 2005. Rastreio da saúde mental em mulheres com fístulas do trato genital. *BJOG: An International Journal of Obstetrics and Gynaecology* 112(9): 1328-1330. doi:10.1111/j.l471-0528.2005.00712.x

Hamlin, C. (2004). *The Hospital By the River: Uma História de Esperança.* Monarch Books.

Hancock, B. (2009). Fístulas obstétricas: causa, natureza, complexo de lesões de fístulas obstétricas e classificação. *A text book ofpractical obstetric fistula surgery,;* p. 1-13.

Hilton, P., e Ward, A. (1998). Epidemiological and surgical aspects of urogenital fistulae: a review of 25 years' experience in southeast Nigeria (Aspectos epidemiológicos e cirúrgicos das fístulas urogenitais: uma revisão de 25 anos de experiência no sudeste da Nigéria). *International Urogynecology Journal and Pelvic Floor Dysfunction* 9(4): 189-94.

Hjortsberg, C.A. e Mwikisa, C.N. (2002). Cost of access to health services in Zambia (Custo do acesso aos serviços de saúde na Zâmbia). *Health Policy and Planning 17(f);*

Hoepfl, M. C. (1997). A escolha da investigação qualitativa: Uma cartilha para a investigação em educação tecnológica. *Journal of Technology,* 9(1): 47-63.

Holme A, Breen M, MacArthur C.(2007) Obstetric fistulae: a study of women managed at the Monze Mission Hospital, Zambia. BJOG;114(8): 1010-7.

Holmes, W., e Goldstein, M. (2012). *Ser tratado como um ser humano: Attitudes and behaviours of reproductive and maternal health care providers (Atitudes e comportamentos dos prestadores de cuidados de saúde reprodutiva e materna).* Retrieved from https://www.burmet.edu.au/.../Holmes et al-attitude

HRW (Human Rights Watch) (2002). A guerra dentro da guerra: Sexual violence against women and girls in eastern Congo. *Human Rights Watch,* junho. p. 128 www.hrw.0rg/reports/2OO2/drc/CongoO6O2.

Hussein, J., Kanguru, L., Astin, M., Munjanja, S. (2012). A eficácia das intervenções de referência obstétrica de emergência em contextos de países em desenvolvimento: uma revisão sistemática. PLoS Med. 9(7).

Ibrahim T, Sadiq AU, Daniel SO. Characteristics of VVF patients as seen at the specialist hospital Sokoto, Nigeria. West Afr J Med 2000; 19(1):59-63.

Ijaiya MA, Aboyeji PA (2004) Obstetric urogenital fistula: the Ilorin experience, Nigeria. West Afr J Med;23(l):7-9.

Inbaraj, S. 2004. *Married as Children, Women with Obstetric Fistulas Have No Future [Casadas como Crianças, Mulheres com Fístulas Obstétricas Não Têm Futuro].* Washington, D.C.: Population Reference Bureau

Kaufmann, K. (2002). Uma análise dos transportes no distrito sanitário de Zululand. Retirado de www.rudasa.org.za/conference/conf6/6thconfbook.doc

Kelly, J. (1995). Um estudo epidemiológico da fístula vesico-vaginal em Addis Abeba. *World Health stat Quart 48(V)* 15-7.

Kelly J, Kwast BE (1993). Estudo epidemiológico das fístulas vesicovaginais na Etiópia. *International Urogynecology Journal,* 4:278-281.

Knight HE, Self A, Kennedy SH (2013) Porque é que as mulheres estão a morrer quando chegam ao hospital a tempo? Uma revisão sistemática do "terceiro atraso". PLoS One;8(5):e63846.

Kowalewski, M., Mujinja, P., e Janh, A. (2002). Can mothers afford maternal health care costs? User costs of maternity services in rural Tanzania. *Jornal Africano de Saúde Reprodutiva* 6(1): 65-73.

Lewis, G., e De Bemis, L. (2006). *Obstetric fistula: Guiding principles for clinical management and programme development (Fístula obstétrica: princípios orientadores para a gestão clínica e o desenvolvimento de programas).* Genebra: OMS.

Mabeya H.M. (2003). Caraterísticas das mulheres admitidas com fístula obstétrica nos hospitais rurais de West Pokot, Quénia. (Pub Med)

Mack, N., Woodsong, C., Macqueen, M.K. Guest, G. & Mamey, G. (2005). *Métodos de Investigação Qualitativa: A data collector's field guide.* Carolina do Norte (EUA): Family Health International.

Magadi, M.A., Madise, N.J. e Rodrigues, R.N. (2000). Frequency and timing of antenatal care in Kenya: Explaining the variations between women of different communities. *Social Science & Medicine 51 (At)'.* 551-561.

Mathole, T., Lindamark,G., Majoko, F. e Ahlberg, B.M. (2004). Um estudo qualitativo da perspetiva das mulheres sobre os cuidados pré-natais numa zona rural do Zimbabué. *Midwifery 20(2):* 122-132.

Matsamura, E. 2004. *Uganda's Fistula Patients Lack Knowledge of Prevention and Treatment [Pacientes com fístula do Uganda carecem de conhecimentos sobre prevenção e tratamento].* Washington, D.C.: Population Reference Bureau.

Meyer, C., Bellows, N., Campbell, M., e Potts, M. (2011). *The Impact of Vouchers on the Use and Quality of Health Goods and Services in Developing*

Países: A Systematic Review. Londres: EPPI-Centre, Unidade de Investigação em Ciências Sociais, Instituto de Educação, Universidade de Londres.

Meyer, L., Ascher-Walsh, C.J.,(2007). Pontos comuns entre as mulheres que sofreram fístulas vésico-vaginais como resultado de trauma obstétrico no Níger: resultados de um inquérito realizado no Centro Nacional de Fístulas Hospitalares, Niamey, Níger. *American Journal of Obstetrics and Gynecology 197(y$.*

Miller, S., Lester, F., Webster, M., e Cowan, B. (2005). Obstetric Fistula: A preventable tragedy (Fístula Obstétrica: Uma tragédia evitável). *Ournail of Midwifery Women's Health,* 50: 286-294.

Ministério da Saúde e UNFPA Quénia (2004). *Avaliação das necessidades de fístula obstétrica no Quénia.*

Moher D, Liberati A, Tetzlaff J, Altman DG (2009) Preferred reporting items for systematic reviews and meta-analyses: the PRISMA statement. PLoS Med;6(7):e 1000097.

Moyer CA, Adongo PB, Aborigo RA, Hodgson A, Engmann CM, DeVries R (2013) "It's up to the woman's people": how social factors influence facility-based delivery in Rural Northern Ghana. Matem Child Health J; 18(1): 109-19.

Mukisa, B., e Cole, E. (2013). *Criação de um ambiente propício à prevenção e tratamento da fístula no Uganda.* Nova Iorque: Engender Health, Fistula Care.

Muleta, M., M. Fantahun, et al. (2007). "Fístula obstétrica na Etiópia rural". East Afr Med J 84(11): 525-33

Muleta, M., Rasmussen, S. e Kiserud, T. (2010). Fístula Obstétrica em 14.928 Mulheres da Etiópia. *Ata Obstetricia et Gynecologica,* 89: 945-951.

Muleta, M., Hamlin, E.C., Fantahun, M., Kennedy, R.C., e Tafesse, B. (2008). Health and social problems encountered by treated and untreated obstetric fistula patients in rural Ethiopia (Problemas sociais e de saúde encontrados por pacientes com fístula obstétrica tratada e não tratada na Etiópia rural). *Journal of obstetrics and gynaecology Canada: JOGC* 30(l):44-50

Muleta, M., e Williams, G. (1999). Lesões pós-coito tratadas no Hospital de Fístulas de Addis Abeba, 1991-1997. *Lancet* 354(9195): 2051-2.

Mselle, L.T., et al., (2011). À espera de atenção e cuidados: relatos de parto de mulheres na Tanzânia rural que desenvolveram fístula obstétrica como resultado do trabalho de parto. *BMC pregnancy and childbirth* 11(1): 75.

Naidu, A. e F. Donnay. 2003. Untreated fistula: a condition of shame and shunning. *GlobalHealthLink* 123: 3.

Nielsen, B.B., Hedegaard, M., Liljestrand, J., Thilsted, S.H. e Joseph, A. (2001). Characteristics of antenatal care attenders in rural population in Tamil Nadu, South India: A community-based cross-section study. *Health & Social Care in the Community* 9(6): 327-333.

Narcisi, L., A. Tieniber, L. Andriani, T. McKinney. 2010. A crise da fístula na África Subsariana: uma luta contínua na educação e sensibilização. *Urologic Nursing* 30(6): 341-346.

Njoroge PK, Olenja JM, Kibaru J 2004: Fístula obstétrica: um resultado evitável dos três atrasos clássicos, J.obstet.Gynaecol. East. Centr. Afr.2005; 18: 76-85

Obaid, E. e T. Chong. 2004. *Curando feridas, incutindo esperança: The Tanzanian Partnership against Obstetric Fistula.* Nova Iorque: Population Council.

Odhiambo, A. 2010. "I am not dead, but I am not living:" barriers to fistula prevention and treatment in Kenya [Não estou morta, mas não estou viva: barreiras à prevenção e tratamento da fístula no Quénia]. Human Rights Watch

Oyesola R, Shehu D, Lkeh AT, Maru I (1997) Improving emergency obstetric care at a state referral hospital, Kebbi State, Nigeria. Int J Gynecol Obstet; 59(SUPPL. 2).

Ozumba, B.C., e Nwogu-Ikojo, E.E. (2008). Avoidable maternal mortality in Enugu, Nigeria (Mortalidade materna evitável em Enugu, Nigéria). *Public Health 122(4):* 354-360.

Pacagnella RC, Cecatti JG, Parpinelli MA, Sousa MH, Haddad SM, Costa ML, Souza JP, Pattinson RC(2014) Delays in receiving obstetric care and poor maternal outcomes: results from a national multicentre cross-sectional study. BMC Pregnancy Childbirth; 14(1):1.

Perry, B. e Gesler, W. (2000). Physical access to primary health care in Andean Bolivia (Acesso físico aos cuidados de saúde primários na Bolívia andina). *Social Science & Medicine* 50(9): 1177-1189.

Raassen, T. (2006). Tratamento e formação de FMA através de serviços de proximidade: Experiência da AMREF. *Revista de Cirurgia da África Central e Oriental* 11(1): 25-27.

Ramsey, K. et al. (2007).How *Treating A Condition Can Strengthen its Prevention: A Campanha para Acabar com a Fístula.*UNFPA. URL: http://www.endfistula.org.

Rodrigue, J.P., Comtois, C., Slack, B. (2013). *A geografia do sistema de transportes.* New York: Routledge Publishers.

Roka, Z.G., Akech, M., Wanzala, P., Omolo, J., Gitta, S., e Waiswa, P. (2013). Factores associados à ocorrência de fístulas obstétricas entre pacientes que frequentam hospitais selecionados no Quénia: Um estudo de controlo de casos. *BMC Pregnancy and Childbirth,\3\56.*

Semere, L., Nour, N.M. (2008). Fístula obstétrica: viver com incontinência e vergonha. *Obstetrícia e Ginecologia* 1(4): 193.

Siddle, K., Mwambingu, S., Malinga, T., e Fiander, A. (2013). Impacto psicossocial da fístula obstétrica em mulheres que se apresentam para cuidados cirúrgicos na Tanzânia. *International Gyenecol Journal,* 24: 1215-1220.

Thaddeus, S. e Maine, D. (1994). Demasiado longe para andar: Maternal mortality in context. *Social Science and Medicine 38($y.* 1091-1110.

Tsui, A.O" Creanga, A.A., e Ahmed, S. (2007). The role of delayed childbearing in the prevention of obstetric fistulas (O papel do atraso na gravidez na prevenção de fístulas obstétricas). *Int J Gynecol Obstet,* 99: S98-S107.

UNFPA e Engender Health, (2003). Relatório de avaliação das necessidades em matéria de fístula obstétrica: resultados de nove países africanos;

UNFPA (Fundo das Nações Unidas para a População) (2004). *Actas da Conferência do Sul da Ásia para a prevenção e tratamento da fístula obstétrica. 9-11 de dezembro de 2003, Dhaka, Bangladesh.* Nova Iorque: UNFPA.

UNFPA.(2005). Novo *Relatório Mapeia a Fístula em África* .

URL:

UNFPA. *Campanha para Acabar com a Fístula.-.*

UNFPA (Fundo das Nações Unidas para a População) (2012). *Fundo temático de saúde materna: Relatório Anual 2012.* Nova Iorque: UNFPA.

UNICEF (2008). *Safe motherhood in Zambia a situation analysis: a report for UNICEF by Family Care International.* Lusaka: UNICEF.

Upton, D., Upton, P. (2015). *Amigos e apoio social: psicologia da cicatrização de feridas.* Recuperado de linl.springer.com/chapter/10.1007/978

Vangeenderhuysen, D., Prual, A., e Quid el Joud, D. (2001). Obstetric fistula: Incidence estimates for sub-Saharan Africa. *International Journal of Gynecology and Obstetrics,* 73:65-66.

Velez, A., K. Ramsey, K. Tell. 2007. A Campanha para Acabar com a Fístula: o que é que aprendemos? Resultados das avaliações das necessidades das instalações e da comunidade. *International Journal of Gynaecology and Obstetrics: The Official Organ of the International Federation of Gynaecology and Obstetrics* 99, Suppl 1: S143-150. doi:10.1016/j.ijgo.2007.06.036

Wall L. L. (1995). *Fístula obstétrica: esperança para um novo começo.* The International Urogynecology Journal. Vol.6, 292-295.

Wall, L.L. (2012). Um Quadro para Analisar os Determinantes da Formação de Fístulas Obstétricas. *Estudos em Planeamento Familiar* 43(4).

Wall, L.L. (2006). A fístula obstétrica como um problema de saúde pública internacional. *Lancet,* 368: 1201-1209.

Wall, L. L., J. A. Karshima, et al. (2004). "A fístula vesicovaginal obstétrica: Caraterísticas de 899 pacientes de Jos, Nigéria." American Journal of Obstetrics and Gynecology 190(4): 1011-1016.

Wall, L.L. (2005). Hard questions concerning fistula surgery in Third World countries [editorial]. *Journal of Women's Health* 14(9): 863-866.

Wall, L.L., Arrowsmith, S.D., Briggs, N.D., Browning, A., e Lassey, A. (2005). The Obstetric Vesicovaginal Fistula in the Developing World (A fístula vesicovaginal obstétrica no mundo em desenvolvimento). *Obstetrics & Gynecology Survey 60(7):* S3-S47.

Wall, L.L. (1998). Mães mortas e esposas feridas: The social context of maternal morbidity and mortality among the Hausa of northern Nigeria. *Studies in family planning*

19(4): 341-359.

Ward VM(1995) Situation analyses of emergency obstetric care: Exemplos de onze projectos de investigação operacional na África Ocidental. Soc Sci Med;40(5):657-667.

Wax, E. (2003). A brutal legacy of Congo war" [Um legado brutal da guerra do Congo]. *Washington Post,* 25 de outubro.

Weston, K., S. Mutiso, J.W. Mwangi, Z. Qureshi, J. Beard, P. Venkat. 2011. Depressão entre as mulheres com fístula obstétrica no Quénia. *Jornal Internacional de Ginecologia e Obstetrícia: O Órgão Oficial da Federação Internacional de Ginecologia e Obstetrícia* 115(1): 31-33.

Woldeammanuel (2012). Factores que contribuem para o atraso na procura de tratamento para mulheres com fístula obstétrica na Etiópia, Uma tese apresentada de acordo com os requisitos para o grau de Mestre em Saúde Pública, Universidade da África do Sul,. Recuperado de www.uir.unisa.ac.za

OMS. (2006). Fístula Obstétrica: Princípios Orientadores para a Gestão Clínica *e Desenvolvimento de Programas.* Departamento de Tornar a Gravidez Mais Segura. Genebra: OMS.

OMS UNPF, UNICEF (2009) Mailman School of Public Health Averting Maternal Death and Disability programme. Monitoring emergency obstetric care: a handbook (Monitorização dos cuidados obstétricos de emergência: um manual). Genebra:OMS

Yeakey, M.P., E. Chipeta, F. Taulo, A.O. Tsui. 2009. The lived experience of Malawian women with obstetric fistula (A experiência vivida por mulheres malawianas com fístula obstétrica). *Cultura, Saúde e Sexualidade* 11(5): 1.

Yadav, S. (2010). *Perceived social support, hope, and quality of life of person living with HIV/AIDS: a case study from Nepal.* Investigação sobre qualidade de vida.

Zheng, A.X. e Anderson, F.W.J. (2009). Obstetric fistula in low-income countries (Fístula obstétrica em países de baixo rendimento). *International Journal of Gynaecology and Obstetrics (Jornal Internacional de Ginecologia e Obstetrícia): O Órgão Oficial da Federação Internacional de Ginecologia e Obstetrícia 104(2):* 85-89.

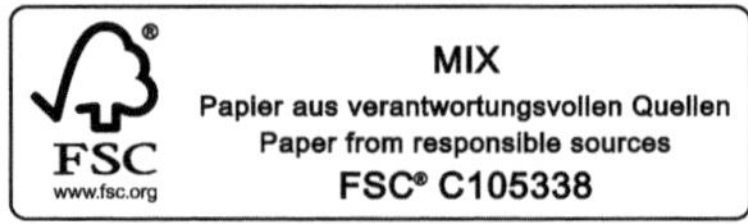

Printed by Books on Demand GmbH, Norderstedt / Germany